KB190100

베르베르의
가장 건강한
하루

※ 일러두기

- 책 속의 정보는 의사의 진료를 대신할 수 없고,
  의학적 치료에 대해 궁금한 점이 있다면 의사의 조언을 구해야 함을 알립니다.
- 책에서 소개하는 모든 실천법은 무리하지 않는 선에서 이루어져야 하며,
  특히 기저질환이 있는 경우 전문가와의 상담을 우선하길 권합니다.

스무디부터 라이프스타일까지
베르베르의 가장 건강한 하루

초판 발행 2025년 2월 26일

지은이 박정현(베르베르) / **펴낸이** 김태헌

총괄 임규근 / **팀장** 권형숙 / **책임편집** 박은경 / **교정교열** 하민희 / **디자인** 패러그래프 / **포토그래퍼** 이병현
영업 문윤식, 신희용, 조유미 / **마케팅** 신우섭, 손희정, 박수미, 송수현 / **제작** 박성우, 김정우

펴낸곳 한빛라이프 / **주소** 서울시 서대문구 연희로2길 62
전화 02-336-7129 / **팩스** 02-325-6300
등록 2013년 11월 14일 제25100-2017-000059호
ISBN 979-11-93080-51-1 03510

한빛라이프는 한빛미디어(주)의 실용 브랜드로 우리의 일상을 환히 비추는 책을 펴냅니다.

이 책에 대한 의견이나 오탈자 및 잘못된 내용에 대한 수정 정보는
한빛미디어(주)의 홈페이지나 아래 이메일로 알려주십시오.
파본은 구매처에서 교환하실 수 있습니다. 책값은 뒤표지에 표시되어 있습니다.
홈페이지 www.hanbit.co.kr / **이메일** ask_life@hanbit.co.kr / **인스타그램** @hanbit.pub

지금 하지 않으면 할 수 없는 일이 있습니다.
책으로 펴내고 싶은 아이디어나 원고를 메일(writer@hanbit.co.kr)로 보내주세요.
한빛라이프는 여러분의 소중한 경험과 지식을 기다리고 있습니다.

스무디부터 라이프스타일까지

베르베르의
가장 건강한
하루

박정현(베르베르) 지음

HB 한빛라이프

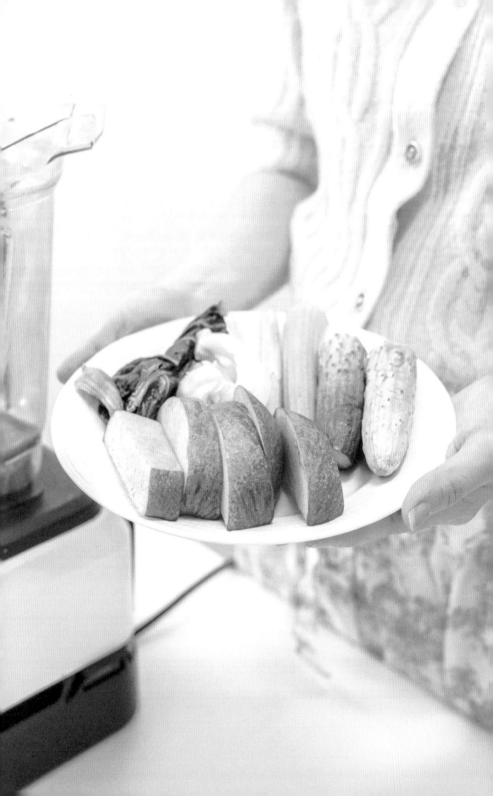

10년 차 초등 교사, 크리에이터가 되다

"네? 교사라고요? 초등학교에서 아이들을 가르치는 교사요?"

내가 인스타그램을 통해 초등 교사였다는 사실을 처음 밝혔을 때, 사람들은 다들 놀랍다는 반응이었다. 직업이 초등 교사라는 사실을 공개한 릴스는 500만 조회수를 넘기며 내 인생의 전환점을 상징하는 사건이 되었다.

초등 교사 박정현과 크리에이터 베르베르의 이미지가 연결되지 않는다는 반응은 어쩌면 당연했다. 우리는 직업을 통해 그 사람의 성향과 이미지를 자연스럽게 떠올리곤 한다. 특히 교사와 인플루언서는 전혀 다른 성격의 직업처럼 느껴진다. 교사는 차분하고 단정할 것 같고, 크리에이터는 자유롭고 개성이 넘칠 것 같은 것처럼 말이다.

하지만 나는 그러한 틀에 나를 가두고 싶지 않았다. 교사로서의 나도 소중했지만, 내 안에는 더 다양한 모습들이 존재했다. 번아웃과 스트레스를 겪던 평범한 9년 차 교사였던 나에게는 숨 쉴 공간이 절실했다. 내가 하고 싶은 이야기들을 마음껏 풀어놓을 수 있는 무대, 그게 바로 인스타그램이었다.

내 부캐릭터의 이름은 베르베르(BERBER). 작가가 필명을 쓰듯, 나에게도 새로운 이름이 필요했다. 나라는 사람을 가장 잘 표현할 수 있는 이름이 무엇일까, 고민하다 떠오른 것이 바로 내 삶을 지탱해주는 세 가지 기둥이었다. 스무디로 아침을 시작하고(Breakfast), 운동을 하고(Exercise), 책을 읽는 것(Reading), 이 세 가지 습관의 첫 글자를 따서 만든 이름이 베르베르다.

사실 나는 SNS를 비롯한 디지털 플랫폼에 익숙하지 않았다. 심지어 릴스가 뭔지도 몰랐다. 남편이 휴대폰을 보며 웃을 때 옆에서 함께 보는 정도였다. 그랬던 내가 어느 날 용기를 내어 스무디 레시피를 올렸고, 예상치 못한 폭발적인 반응을 얻었다.

릴스를 처음 업로드하던 날이 아직도 생생하다. 2023년 5월 28일 저녁 7시. 팔로워 0명, 게시글 0개. 아무도 안 보면 어떡하지? 혹시 악플이라도 달리면? 별의별 상상을 하며 몇 번이고 올릴까

말까 망설였다. 그러다 어디선가 읽은 구절이 머릿속을 번쩍 지나 갔다.

새로운 시작을 가로막는 건 다른 사람이 아닌, 정작 자기 자신이다.

그 순간, 더 이상 망설이지 않기로 했다. 일단 해보는 거지, 뭐!

영상을 올리고 나서 몇 시간 동안은 휴대폰을 아예 던져두고 보지 않았다. 밤이 되어 조심스레 앱을 열어보니, 릴스 조회수는 어느새 20만 회를 넘어가고 있었다. 내 인생에 작은 변화의 바람이 불기 시작한 순간이었다.

그리고 한 달 뒤, 더 큰 변화가 찾아왔다. 사람들이 내게 메시지를 보내오기 시작한 것이다.

"베르베르 님, 이 스무디를 마시고 변비가 해결됐어요!"
"피부가 정말 좋아졌어요!"
"생리통이 사라졌어요!"

처음에는 그저 신기했다. 하지만 시간이 지날수록 깨달았다. 내가 공유한 작은 습관들이 누군가의 삶을 가꾸고 변화시키는 데 큰 영향을 미치고 있다는 것. 그리고 나 역시 그들의 이야기를 들으며 내 삶을 더 사랑하게 되었다는 것. 그렇게 스무디 한 잔은 단순한 레시피를 넘어 진정한 소통의 매개체가 되었다.

　1년 동안 나는 교사 박정현과 크리에이터 베르베르라는 두 가지 역할을 치열하게 병행했다. 낮에는 교사로서 아이들을 가르치고, 밤에는 베르베르로서 사람들과 건강한 삶을 나눴다. 두 가지 역할 모두 부족하다는 소리를 듣고 싶지 않은 욕심과 열정이 나를 이끌었다. 그러다 어느 날, 선택의 기로에 섰다.

　내가 정말 하고 싶은 일은 무엇일까? 5년 뒤의 나를 상상했을 때, 나는 어디에 있을까? 그 고민 끝에 나는 안정적인 길을 내려놓고 예측 불가한 새로운 길로 들어섰다. 어떤 일이든 열정을 갖고 하면 삶이 나를 좋은 길로 이끌어줄 거라 믿었기 때문이다.

　이제 나는 10년간 몸담아왔던 초등 교사라는 길을 떠나, 크리에이터라는 새로운 길을 걷고 있다. 하지만 교사로서 아이들에게 배움과 가치를 전달하던 일과 크리에이터로서 사람들에게 건강한 라이프스타일을 이야기하는 일은 결국 같은 본질을 나누고 있다는 사실을 안다. 바로 함께하는 사람들과 긍정적인 변화를 나누는 것이다.

　내가 차곡차곡 쌓아 올린 작고 소소한 습관들이 누군가에게는 인생의 방향을 바꾸는 나침반이 되었다는 사실이 놀랍고도 감사하다. 그리고 나는 사람들의 메시지를 읽으며 끊임없이 배운다. 우리가 서로에게 얼마나 큰 힘이 될 수 있는지, 내가 만든 작은 점들이 또 다른 점들과 이어지면서 얼마나 멋진 그림을 완성해 나갈 수 있는지.

이제, 여러분 차례다.

여러분 삶의 세 가지 기둥은 무엇인가? 무엇이든 좋다. 나에게 스무디, 운동, 독서가 그랬듯, 여러분에게도 자신을 다시 일으켜 세우고 가능성을 찾아줄 무언가가 반드시 있을 것이다. 어쩌면 아직 발견하지 못했을 뿐이다.

우리는 모두 저마다의 기둥을 세워가는 과정에 있다. 때로는 흔들리고 무너질지라도, 다시 세울 힘은 언제나 우리 안에 있다. 지금부터 나 베르베르와 함께 삶을 더 사랑하게 만드는 작은 습관을 찾아보자. 완벽하지 않아도 괜찮다. 나도 처음엔 아침 스무디 한 잔으로 시작했으니까. 이 책이 여러분의 하루를 더 빛나게 만들어 줄 작은 변화의 시작이 되길 바란다.

CONTENTS

CHAPTER 2 | 인생 건강 지도를 바꾸는 스무디 레시피

PART 2
지속 가능한 건강 관리와 식생활

CHAPTER 1 | 알아야 실천하는 유쾌 상쾌 건강 습관

CHAPTER 2 | 초간단 집밥 밀프렙과 건강 간식 레시피

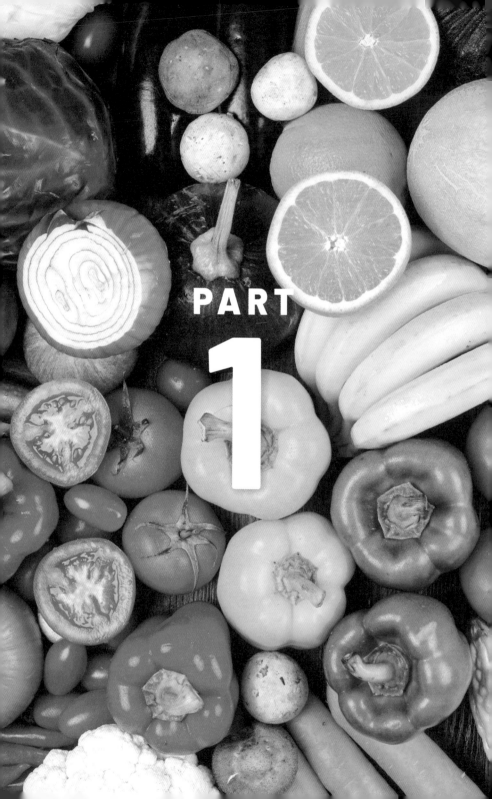

PART

1

균형 있는 일상과
베르베르 스무디

몸과 마음의 건강은 거창한 결심이 아닌 작은 실천에서 시작된다. 이왕 건강을 챙기기로 마음먹었다면, 어렵고 복잡한 방법은 패스! 이 파트에서는 매일 쉽게 따라할 수 있는 루틴과 맛있고 건강한 스무디 레시피로 몸과 마음의 균형을 찾는 법을 알려준다. 복잡한 노력 없이도 삶의 에너지를 채우고, 활력있는 하루를 만드는 비결을 공개한다.

∙ ∙ ∙

건강을 챙기는 일에는 많은 시간이 들지도,
큰돈이 필요하지도 않다.
특별할 것도, 복잡할 것도 없다.
달라지겠다고 마음먹은 그 순간,
바로 시작할 수 있는 간단한 루틴이야말로
지속 가능한 건강 관리의 핵심이다.
이 챕터에서는 몸과 마음을 가꾸고,
내 삶의 기반을 단단하게 다지는 데
효과적이고 구체적인 방법을 제안한다.
작지만 확실한 변화를 통해
오늘보다 더 나은 내일을 만들어보자.

몸도 마음도
건강한 사람이 되는 루틴

라이프스타일
기둥 만들기

    20대의 나는 삶의 군데군데가 불만족스러웠다. 늘 변화가 필요하다 생각했고, 그럴 때마다 스스로 온갖 도전 과제를 만들었다. '100일 밀가루 안 먹기', '100일 운동하기' 같은 목표를 만들며 100일 뒤 달라질 나를 상상했다.

    시작은 언제나 의욕에 불탔다. 혼자서는 힘들 것 같으니 카카오톡 오픈채팅방에 들어가 운동 인증샷을 올리며 다른 사람들과 일상을 공유하기도 했다. 그러나 기대와 달리 민망할 정도로 어느 것 하나 제대로 해내지 못했다. 짧으면 이틀, 길어야 일주일인 나의 의지력 앞에서 도전은 늘 흐지부지되었다. 오운완('오늘 운동 완료'의 줄임말) 성공을 인증하는 사람들을 보면서 나 자신을 꾸준하지 못한 실패자라 여기며 자책했다.

실패를 거듭하다 보니 문득 의문이 들었다. '꼭 매일 해야 하나? 왜 매일 해야 한다는 강박이 나를 짓누르고 있지? 그냥 100일 동안 해내는 날이 해내지 못하는 날보다 더 많으면 되지 않을까?' 그렇게 매일 해내는 사람이 될 수 없다는 걸 인정하고 나니, 해결책을 얻은 것처럼 마음이 홀가분해졌다.

내가 설정한 목표에도 문제가 있었다. 의욕 과잉인 새해 첫 주에만 지킬 수 있을 만큼 목표가 어렵다는 것이었다. 또, 내가 진정으로 원하지 않는 목표도 섞여 있었다. '밀가루 안 먹기'는 어떤 연예인이 밀가루를 끊으면서 피부가 좋아지고 살이 빠졌다고 하여, 따라 해볼 요량으로 세운 목표였다. 하지만 내게는 그 목표를 100일간 마음속에 품고 있을 동기나 절실함이 없었다.

그날 이후 며칠 동안 나 자신에게 물었다. 내 일상을 지탱하는 큰 기둥 3개는 무엇일까? 무수히 많은 것들이 떠올랐지만, 3개만 고르기로 해서 우선순위를 매기며 핵심만 남겼다.

- **아침 식사(Breakfast)**
- **운동(Exercise)**
- **독서(Reading)**

그런 다음 휴대폰 화면에 큼지막이 써두고, 하루에 적어도 하나는 해내기로 마음먹었다. 기둥 하나를 매일 조금씩만 쌓아가더라도 성공이라는 생각이었다. 그렇게 나만의 맞춤형 목표 달성 프로젝트 '기둥 만들기'가 시작됐다.

휴대폰에 잘 보이게 적어둔 덕에 3개의 기둥을 수시로 떠올릴 수 있었다. 딱 하나만이라도 하자고 마음먹었기에 숙제와 같은 부담감도 없었다. 오히려 아침에 눈을 뜨면 오늘은 뭘 할지 고르는 재미가 있었다. 손 하나 까딱하기 싫은 날에는 하나만 했고, 에너지가 가득한 날엔 3개 모두 해내며 성취감을 느꼈다. 나를 강박에 휩싸이게 하는 O, X 기록도 하지 않았다. 기록하지 않아도 성취 비중을 알았고, '아, 최근에는 운동 기둥을 별로 못 쌓았네. 오늘은 운동을 꼭 해야겠다.' 하는 식으로 편안하게 목표를 조절했다.

물론 모든 시작이 그러하듯, 기둥 만들기 프로젝트 역시 처음부터 완벽한 것은 아니었다. 나 역시 숱한 시행착오를 겪어왔고, 그러다 보니 자연스레 기둥을 정하고 쌓는 나만의 원칙이 생겼다. 지금부터 소개할 이 세 가지 원칙만 안다면 누구나 쉽게 나만의 기둥을 세워 만족스러운 라이프스타일의 첫걸음을 뗄 수 있을 것이다. 지금 삶의 변화가 필요하다고 느껴지는 시점이라면 기둥 3개부터 세워보자.

● 지금 내게 꼭 필요한 것

우리는 각자 서로 다른 가치관과 라이프스타일을 갖고 있다. 즉, 저마다 필요한 기둥이 다르다. 예를 들어 몸매 가꾸기에 관심이 많아 '밀가루 안 먹기' 기둥을 세웠다고 하자. 머리로는 밀가루를 먹지 않는 게 다이어트와 건강에 도움이 된다는 사실을 안다. 그러나 마음이 움직이지 않으면 말짱 도루묵이다. 연예인을 따라 해볼 요량으로 세운 목표가 실패했던 것도 마찬가지다. 대개 우리를 행동하게 하는 건 이성이 아닌 감정이기 때문이다. 따라서 기둥은 생각했을 때 설레고, 해냈을 때 행복한 것이어야 한다. 그게 바로 내 감정이 꿈틀했다는 증거다.

내게 어떤 기둥이 필요한지 알기 위해서는 이유를 쓰면 좋다. 이유가 술술 나오고, 구체적일수록 내 일상에 꼭 필요한 기둥인 셈이다. 반대로 이유가 잘 떠오르지 않거나 막연하고 두루뭉술하다면, 아직 마음속에서 충분히 무르익지 않았다는 뜻이므로 다시 생각해보는 것이 좋다.

- **아침 식사** : 아침을 거르니 오전에 힘이 없고, 점심을 과식하게 된다. 간단하게라도 챙겨 먹자.
- **운동** : 허리디스크로 몇 년을 고생하면서 내 마음대로 걷고 뛰는 게 얼마나 큰 행복인지 알았다. 내게 맞는 운동으로 평생 관리하자.

- **독서** : 마음이 힘들 때는 책으로 위로를 얻었고, 답이 필요할 때는 늘 책에서 힌트를 얻었다.

지금 내 상황에 비추어 현실적으로 지속할 수 있는 목표인지도 따져봐야 한다. 만약 직장에서 동료들과 함께 점심을 먹는다면 '밀가루 안 먹기'는 지키기 어려운 목표가 된다. 밀가루를 먹지 않는 이유를 일일이 설명해야 하는 상황에 처할 수 있고, 유별난 사람이라는 인식을 피하고 싶어 마지못해 함께 칼국수를 먹게 되기도 한다. 매번 밀가루 없는 도시락을 챙겨가는 것도 쉽지 않은 일이다. 빈번히 장애물을 만나게 되는 목표라면, 지금 내가 우선으로 세워야 할 기둥은 아니다.

● 기둥은 무조건 쉽고 사소하게

기둥은 내 기분과 상관없이 매일 쌓을 수 있어야 한다. 그러기 위해서는 반드시 사소해야 한다. 손 하나 까딱하기 싫은 그런 날에도 기둥 하나쯤은 조금이나마 쌓을 수 있을 만큼 쉬워야 한다. 기분이 좋고 의욕이 넘치는 날에는 뭐든지 해낼 수 있을 것 같다. 하지만 돌이켜보면 우리 일상에서 그런 날은 흔하지 않다. 대부분의 날은 그저 그렇거나 기분이 상하는 포인트가 늘 하나쯤은 있기 마련이다.

나 역시 기둥을 구체적으로 만들어야겠다는 생각에 '30분 운동하기', '책 한 챕터 읽기'라고 썼다. 그런데 간과한 사실이 있었다. 목표를 세우는 날은 다른 평범한 날들보다 에너지가 비교적 높은 날이라는 거다. 이런 특별한 날을 기준으로 삼으면, 이보다 에너지가 떨어지는 날에는 해내지 못할 가능성이 매우 높다. 그러므로 이걸로 되겠나 싶을 만큼 쉽고 사소해야 한다.

그래서 내 기둥은 이런 변화 과정을 거쳤다.

- **아침 식사 → 샐러드 먹기 → 스무디 마시기**
- **운동 → 30분 운동하기 → 스쿼트 10개 하기**
- **독서 → 10분 독서하기 → 책 5쪽 읽기**

스무디는 미리 갈아놓고 아침에 출근할 때 꺼내가면 그만이었다. 스쿼트 10개쯤이야 설거지를 하면서도, 양치를 하면서도 혹은 당장 자리에서 일어나서 할 수 있을 정도다. 책 5쪽도 마찬가지다. 화장실에서 볼일을 보면서 혹은 이동 중 지하철에서 노력과 의지 없이 할 수 있는 수준이라 여겼다.

스쿼트 10개 해봤자 살 안 빠지고, 책 5쪽 읽어봤자 머리에 남는 게 없다고 생각할지도 모른다. 하지만 나에겐 '해내는 것' 그 자체가 중요했다. 지금껏 수많은 실패로 황폐해진 내 토양에 매일 뿌듯함이라는 양분을 뿌려주고 싶었다. 아무리 적은 시간과 노력이라도, 매일 조금씩 쌓은 기둥은 결코 무너지지 않고 내 일상을 단단하게 지지해준다.

기둥을 쉽고 사소하게 만들었더니 신기한 사실 하나를 발견했다. 대부분 써놓은 것보다 훨씬 더 많이 하게 된다는 거다. 스쿼트 10개만 해야지 하고 자리에서 일어나면 욕심이 생겼다. 10초면 10개가 끝났기 때문이다. 그러다 보니 3세트만 더 할까, 오늘은 덤벨을 들고 해볼까, 이렇게 더 할 때가 많았다.

덩어리가 크면 우리는 부담감에 압도당한다. 시작을 망설이게 되고 결국 발걸음을 한 발짝도 떼지 못한다. 기둥도 마찬가지다. 잘게 부셔 먹기 좋게 만드는 것이 핵심이다.

● 몸 기둥, 마음 기둥 반반 섞어서

보통 기둥을 세울 때 신체 건강과 관련된 영역을 가장 먼저 떠올리곤 한다. 음식을 조절하고 운동을 하는 것쯤은 누구나 한 번씩 다짐해본 적 있을 것이다. 그러나 우리의 일상을 이루는 건 몸과 마음이다. 몸과 마음은 세트라서 밸런스가 무엇보다 중요하다. 따라서 기둥 3개 중 하나쯤은 마음과 관련된 것이면 좋다.

살다 보면 아무에게도 털어놓지 못할 만큼 마음이 힘든 날이 있다. 그런 날에는 책을 펼쳐봤자 한 글자도 눈에 들어오지 않았다. 유튜브를 보며 기분 전환을 하려 해도 마음이 어수선하고 종일 나를 힘들게 했던 상황만 곱씹었다. 이때는 억지로 마음을 일으킬 필요가 없다. 그래서 마음은 쉬게 내버려두고 몸을 움직였다. 일어나서 간단한 집안일을 하거나 나가서 동네 한 바퀴를 걷는 등 몸을 살짝 움직이는 것만으로도, 나를 조이는 생각으로부터 숨통이 트였다.

반대로 몸이 힘든 날에는 몸을 쉬게 내버려두고 마음을 일으켰다. 장염에 걸려 며칠을 고생한 적이 있었는데, 아파서 힘없이 누워만 있으니 온갖 부정적인 생각이 나를 감쌌다. '평소에 아무리 건강하게 살면 뭐 해, 이렇게 한 번 삐끗하면 다시 원점인데'라며 평소 나의 모든 노력이 부질없이 느껴졌다. 마찬가지로 이땐 억지로 몸을 일으킬 필요가 없다. 나의 경우 침대 옆에 둔 책을 펼쳤는데 마침 나를 위로하는 듯한 말이 들어 있어 깜짝 놀랐던 기억이 난다.

이처럼 책을 읽어도 좋고, 내 마음을 채워주고 기분을 끌어올려주는 것이라면 무엇이든 좋다. '부모님에게 카카오톡 메시지 보내기', '남편에게 칭찬 하나 해주기', '아이 꼭 안아주기' 등은 시간과 노력을 들이지 않고 일상에서 한 번씩 의식하는 것만으로도 할 수 있는 일이다. 만약 회사 업무, 집안일로 나만의 시간이 부족한 사람이라면 '기상 후 10분간 혼자만의 시간 갖기' 등을 넣을 수도 있다. 마음 기둥 또한 무엇이 되었든 나에게 꼭 맞는 기둥을 세우면 된다.

여기서 사소한 목표를 3개 정해서 매일 하나씩 골라 했을 뿐인데, 어느새 내 일상은 그 전과 많이 달라져 있었다. 뼈대만 앙상하게 남아 있던 기둥에 살이 붙으면서 나를 탄탄하게 지지하기 시작한 것이다. 기둥이 없던 과거에는 발 한 번 잘못 헛디뎌 지하 끝까지 파고 들어가는 날이 많았다. 하지만 이제는 넘어져도 빨리 회복한다. 앞으로 또 넘어진다 하더라도 괜찮을 거라는 생각도 든다. 튼튼한 기둥이 나를 든든히 받쳐줄 테니 말이다.

마지막으로 기둥 3개가 어느 정도 완성되어 내 라이프스타일이 확고해졌다면 이제 새로운 기둥을 만들어 쌓아보자. 나는 100일 단위로 기둥을 설정하는데, 이미 익숙해진 루틴은 목록에서 빼고, 더하고자 하는 루틴을 집어넣는다. 이렇게 하나둘 더하고 빼다 보면 내 일상은 다채로워지고 삶은 더욱 튼튼해질 것이다.

SUMMARY

1. 지금 내게 꼭 필요한 것이 무엇인지 찾아보자. 내게 어떤 라이프스타일 기둥이 필요한지 알기 위해서는 이유를 쓰면 좋다. 이유가 술술 나오고, 구체적일수록 내 일상에 꼭 필요한 것이다.

2. 라이프스타일 기둥은 내 기분과 상관없이 매일 쌓을 수 있어야 한다. 이걸로 되겠나 싶을 정도로 아주 쉽고 사소한 기둥을 세워보자. 단계별 변화 과정을 거쳐도 좋다.

3. 우리의 일상을 이루는 건 몸과 마음이다. 몸과 마음은 세트라서 밸런스가 무엇보다 중요하다. 라이프스타일 기둥 3개 중 하나쯤은 마음과 관련된 것인지 점검해보자.

하루를 결정하는
아침 루틴

　수년간 아침에 눈을 뜨면 늘 비슷한 생각이 맴돌았다. '아, 아직도 수요일이네. 오늘이 토요일이면 좋겠다.' 매일 아침 풍경도 똑같았다. 침대에서 휴대폰을 들여다보며 1분이라도 더 뭉그적거리다가, 결국 급하게 준비하는 게 일상이었다. 머리카락은 물기만 말렸고, 지하철을 놓칠세라 뛰어가는 것으로 아침 운동을 대신했다. 정신없이 바쁜 카페에서 주문한 지 10분 만에 받은 모닝커피 한 잔을 들고 겨우 제시간에 출근했고, 정신 차리면 어느새 점심시간이 다가왔다. 정신없이 시작된 아침은 자연스럽게 여유 없는 오후로 이어지기 일쑤였다.

　그러다 불행인지 다행인지, 내 아침을 완전히 바꿀 터닝 포인트가 찾아왔다. 새로 이사한 오피스텔이 대로변에 있었는데, 아침 7시가 되기도 전에 혼잡하고 소란스러운 차 소리가 잠을 깨웠다. 집을 잘못 골랐다는 불만을 가득 안은 채 커튼을 열어 창밖을 바라봤다. 거리에는 일찌감치 분주하게 움직이는 사람들로 가득 차 있었다. 그 순간 문득 '차라리 나도 일찍 일어나야겠다, 그러면 좀 달라질까?' 하는 생각이 들었다. 이것이 내 아침 변화의 첫걸음이었다.

● 아침 10분이 만든 변화

그 무렵 《미라클 모닝》이라는 책이 눈에 들어왔다. 책에서 말하길, 아침 일찍 일어나 하루를 자기 뜻대로 시작하면 인생이 바뀐다고 했다. 이 책을 통해 인생이 바뀌었다는 수많은 사람의 열성적인 후기에 얼마나 자극을 받았던지, 난생처음으로 새벽 5시 30분에 일어나 동네를 한 바퀴 뛰며 하루를 시작했다.

열정은 거기서 그치지 않았다. 아침 명상이 정신 건강에 좋다는 말에, 요가 매트에 앉아 명상을 했고 책도 읽었다. 출근길에 꾸벅꾸벅 졸았지만 마치 '갓생 사는 커리어 우먼'이 된 것 같은 마음이었다. 나도 아침에 일찍 일어날 수 있는 사람임을 확인한 것만으로도 얼마나 가슴이 벅찼던지, 긍정적인 기운이 하루 내내 맴돌았다.

하지만 부족한 수면 앞에서는 장사가 없었다. 출근해서는 커피로 피곤함을 달랬고, 점점 마시는 양이 늘어났다. 퇴근하면 아무것도 할 수 없을 만큼 에너지가 바닥이었다. 어느새 스스로 온갖 핑계를 대며 러닝을 하지 않는 나를 발견할 수 있었다. 새벽 5시 30분 기상은 내게 너무 부담스러운 숙제였던 거다.

그렇다고 다시 예전으로 되돌아갈 수는 없었다. 어떻게 되찾은 아침인데. 고민 끝에 타협하기로 했다. 새벽 기상의 본질은 간단하다. 아침에 나를 위한 일을 하면서 질서 있는 하루를 시작하는 것이다. 기상 시간이 새벽 5시 30분일 필요도 없고, 아침 러닝을 해야 할 필요는 더더욱 없다. 그래, 10분만 일찍 일어나자. 나는 아침 10분을 온전히 나만을 위해 사용하기로 결심했다.

고작 10분이 무슨 소용이 있을까 생각할지도 모른다. 나도 그랬으니까. 하지만 10분이라는 작은 틈이 내 일상을 바꿔놓기까지는 일주일이면 충분했다. 가장 큰 변화는 아침이 즐거워지기 시작했다는 것이다. 예전에는 누군가 억지로 등 떠밀어 하루를 시작하는 기분이었다면, 이제는 스스로 응원하며 몸을 일으켰다. '고작 10분'이 만들어낸 변화치고는 가성비 최고였다.

● 아침 일기로 시작하는 하루

1 | 나와의 대화부터 시작하다

당시 나는 걱정과 불안이 극도로 높아진 나날을 보내고 있었다. 직장에서 작은 실수라도 한 날에는 하루 종일 마음에 맴돌았고 잠을 설쳤다. 혼자 머릿속으로 온갖 상상의 나래를 펼치며 스스로 괴로워하는 날이 많았다. 오늘은 어제의 연장선이고, 내일은 오늘의 연장선처럼 느껴지면서 마음이 겪는 문제는 점점 커져갔다. 그러나 이 문제를 해결할 수 있는 사람 또한 오직 나 자신뿐이었다. 고민 끝에 아침 10분을 내 마음을 들여다보는 데 쓰기로 했다.

준비물은 단순했다. 일기장, 펜, 그리고 솔직한 나 자신. 날짜를 쓰고 나서 무엇을 써야 할지 몰라 한참을 망설이다 문장 하나를 썼다.

"안녕, 너 요즘 어떻게 지내?"

이 질문이 내 마음의 자물쇠를 열었나 보다. 그동안 외면하고 싶었던 불편한 감정 혹은 마주할 용기가 나지 않아서 마음속 깊이 꼭꼭 숨겨둔 감정들이 펜 끝으로 쏟아져 나왔다. 마음이 어려운 날들을 보낼 땐 아침부터 눈물 한 바가지를 쏟으면서 시작하기도 했는데 그렇게 후련할 수가 없었다. 아침 일기를 쓰고 나면 흙

탕물처럼 어지러웠던 마음에 늘 잔잔한 고요가 찾아왔다. 불안했던 마음은 사라지고 그 자리를 자신감이 채웠다.

그렇게 아침 10분 대화는 하루를 시작하는 나만의 의식이 되었다. 일기장이 쌓여갈수록 나는 내 마음을 더 잘 이해하게 되었다. 걱정과 불안을 다스리기 시작했고 스스로에게 긍정적인 메시지를 보내며 활기차게 집을 나섰다.

2 | 무엇을 쓸 것인가

아침 일기는 두 가지 역할이 있다. 명상과 플래너다. 지금 내 상황에 필요한 게 무엇이냐에 따라 초점이 달라진다. 우선순위가 '마음 돌보기'라면 명상으로써의 아침 일기를, '생산성 있는 하루'라면 플래너로써의 아침 일기를 쓰면 된다. 나는 두 가지를 섞어서 매일 아침 일기에 세 가지를 쓴다.

첫째, 잡생각. 명상에도 수없이 많은 종류가 있지만 결국 목적은 하나다. 차분하게 내 마음을 관찰하고 감정을 해소하는 것이다. 꼭 가부좌를 한 채 눈을 감고 명상 음악을 들으며 정자세로 앉아 있어야 할 필요는 없다. 따뜻한 차 한 잔 마시며 종이에 감정을 솔직하게 풀어내는 것만으로도 같은 효과를 얻을 수 있다.

물로 샤워하며 몸을 깨끗하게 하는 것처럼, 일기로 마음을 샤워한다. 어느 날 아침에는 전날 직장에서 있었던 안 좋은 일이 마음에 둥둥 떠다녔다. 평소 같으면 그 생각에 파묻혀 하루를 시작했겠지만, 아침 일기에 내 솔직한 마음을 써 내려갔다. 그렇게 여러 날 일기를 쓰며 발견한 재밌는 사실이 있다. 일기의 시작이 아무리 어둡고 슬프더라도 마무리는 늘 나를 향한 응원으로 끝났다는 것이다. 이렇게 마음을 깨끗하게 샤워하고 시작한 하루는 마음가짐이 다를 수밖에 없다.

둘째, 오늘 할 일 딱 하나. 플래너를 쓰는 건 내 하루를 미리 상상하는 행위다. 오늘 일어날 일들을 미리 머릿속으로 쭉 떠올리며 미래의 나와 대화한다. 이렇게 시작하는 하루는 질서 있고 단정하다. 플래너라고 해서 거창할 필요는 없다. 나는 오늘 해야 할 가장 중요한 일 하나만 쓴다. 그게 기둥이고, 나머지는 곁가지이자 잎이다.

기둥이 있는 하루는 단단하다. 이 방법은 바쁜 날, 한가한 날 모두 효과적인데, 일이 많을 때는 우선순위를 정하게 해서 덜 중요한 일에 에너지와 시간을 쓰는 실수를 막아준다. 반대로, 아무것도 하지 않고 날릴 뻔한 날에도 딱 하나 중요한 일을 함으로써 그날 하루를 썩 괜찮게 보낼 수 있게 해준다. 완벽한 하루는 없다. 다만 만족스러운 하루는 있다.

셋째, 오늘 먹을 것. 하루의 식단을 미리 계획하는 것도 나의 중요한 아침 루틴 중 하나다. 정신없이 하루를 보내다 보면 나도 모르게 '감정 식사'를 하게 될 때가 많다. 감정 식사는 배고파서 음식을 먹는 게 아니다. 스트레스, 불안과 같은 감정을 풀기 위해 음식에 의지하는 것이다. 나의 경우 낮에는 달달한 디저트로 기분 전환을 하고, 퇴근하고서는 배달한 치킨과 맥주를 즐기며 하루의 피로를 풀었는데 전형적인 감정 식사였다.

지금은 아침, 점심, 저녁 식사 메뉴에 간식까지 대략 정해둔다. 완벽하게 지키지는 못하더라도, 무엇을 먹을지 미리 결정하는 것은 나 스스로 '오늘 하루 내 몸을 아끼고 건강하게 보내겠다'라고 다짐하는 것과 같다. 충동적으로 음식을 선택하는 것을 줄일 수 있고, 즉흥적으로 고열량이나 당분 많은 음식을 찾는 횟수가 훨씬 줄어든다.

● 해야 할 일과 하지 말아야 할 일

그런데 왜 꼭 아침이어야 할까? 밤에 해도 되지 않나 생각할 수 있다. 나도 개인적으로 같은 생각이다. 최적의 컨디션을 유지할 수 있는 시간을 마련하는 자체가 중요할 뿐, 굳이 아침 일찍 일어날 필요는 없다.

나의 경우, 저녁 시간을 좀처럼 내 마음대로 통제하기 쉽지 않았다. 책을 읽으려고 해도 운동을 하려고 해도, 피곤해서 손 하나

까딱하기 싫어서 하지 못한 날이 수두룩했다. 핑계 대기 딱 좋은 예상치 못한 일도 종종 생겼다. 하지만 아침은 핑계 댈 거리가 없다. 예상치 못한 일이 일어날 확률이 낮으니까 나만 잘하면 된다.

직장인은 그날의 중요한 일정이나 집중이 필요한 업무를 미리 계획하거나 처리하면서 하루를 효율적으로 보낼 수 있다. 전업주부도 아이들이 일어나기 전이나 집안일을 시작하기 전에 자신만의 시간을 가지면, 정신적인 여유와 함께 하루의 리듬을 주도적으로 조절할 수 있을 것이다.

1 | 무엇을 할 것인가

아침에 무엇을 하면 좋을지 잘 모르겠다면 스탠퍼드 대학교 의과대학 신경생물학과 교수인 앤드류 후버만이 제시한 방법을 참고해보자. 그는 자신의 유튜브 채널을 통해 '최적의 아침 루틴'을 소개한 적이 있다.* 과학적으로 효과가 검증된 다음의 방법을 통해 몸과 마음 상태를 최상으로 끌어올려 아침을 시작할 수 있다는 것이다.

- **일찍 일어나기** : 평소보다 2~3시간 일찍 일어나면 하루를 더 길게 느끼고, 집중력과 생산성이 높아진다.

---

* 유튜브 <Andrew Huberman> 채널, "Maximizing Productivity, Physical & Mental health with Daily Tools", https://t.ly/2C7bj

- **자연광 받으며 산책하기** : 기상 후 짧게라도 산책하며 자연광을 받으면, 생체 리듬이 조절되어 낮에는 활력을 주고 밤에는 숙면을 돕는다.
- **물 한 컵에 소금 반 티스푼** : 아침에 물을 마실 때 소금 반 티스푼을 더해 전해질 균형을 맞추면 몸의 순환과 뇌 기능 활성화에 도움이 된다.
- **90분 집중 작업하기** : 아침에 90분간 한 가지 일에 집중하면 생산성을 극대화할 수 있다.
- **1시간 운동하기** : 가벼운 유산소나 근력 운동을 통해 심박수를 높이고, 하루를 활기차게 시작할 수 있다.

물론 이 모든 걸 한꺼번에 실천하기란 쉽지 않다. 중요한 것은 각자의 생활 패턴과 상황에 맞게 실천 가능한 루틴을 만드는 것이다. 나는 새벽 5시 30분에 일어나는 것을 포기했지만, 대신 10분 일찍 일어나 나만의 아침 시간을 가지기로 했듯이 말이다. 어떤 루틴이든 꾸준히 실천할 수 있다면 그 자체로 충분히 가치가 있다.

2 | 무엇을 하지 말 것인가

아침 루틴에서 가장 피해야 할 한 가지는 바로 휴대폰이다. 나역시 아침에 눈을 뜨면 무심코 휴대폰을 들여다보곤 했다. 알람을 끄고 나서 바로 포털 사이트나 SNS를 확인하는 것이 버릇이었기 때문이다. 그런데 그때마다 기분 좋은 아침은 금세 멍해지거나 불쾌해지곤 했다.

아침에 막 깬 우리의 뇌는 알파파 상태로, 이때는 차분하고 평화로운 상태에서 하루를 준비하기 좋다. 하지만 휴대폰을 보는 순간 뇌는 베타파 상태로 바뀌면서, 많은 정보를 처리하기 위해 긴장하거나 불필요한 스트레스를 받게 된다. 이 과정에서 기분을 좋게 하는 엔도르핀 분비가 줄어들어, 아침부터 기분이 다운될 수 있다.*

· · ·

우리는 모두 자신의 인생을 설계해 나가는 건축가라는 사실을 늘 마음에 새기면 좋겠다. 그 건축에 사용되는 재료는 다름 아닌 시간이다. 특히 아침이라는 귀한 재료를 놓치지 않고 잘 활용한다면, 하루하루가 더 의미 있고 특별하게 쌓여가지 않을까? 자신만의 속도와 방식으로, 시간을 알뜰하게 사용해 삶의 아름다운 건물을 완성해 나가길 응원한다.

---

*   Jay Rai, "Why You Should Stop Checking Your Phone In The Morning (And What To Do Instead)", Forbes, 2021.04.02., https://t.ly/BpN6i

🔄 SUMMARY

1. 아침 일기에 '안녕, 너 요즘 어떻게 지내?'로 나와의 대화를 시작해 보자. 어지러웠던 마음에 잔잔한 고요가 찾아오고, 불안했던 마음이 사라지며 자신감이 채워진다.

2. 아침 일기는 명상과 플래너, 두 가지 역할이 있다. 우선순위가 '마음 돌보기'라면 명상으로써의 아침 일기를, '생산성 있는 하루'라면 플래너로써의 아침 일기를 쓰면 된다.

3. 각자의 생활 패턴과 상황에 맞게 실천 가능한 아침 루틴을 만든다. 어떤 루틴이든 꾸준히 실천할 수 있다면 그 자체로 충분히 가치가 있다.

에너지 배터리를 아끼는 일상 루틴

직장인 시절, 나는 매일 지하철 5호선을 타고 서울의 동서를 오가며 출퇴근했다. 아침 8시 출근길의 꽉 찬 지하철 안에서는 매일 반복되는 장면이 펼쳐졌다. 고개를 꾸벅이며 잠을 청하는 사람, 휴대폰에 깊이 빠져있는 사람, 그리고 드물게 책을 읽는 사람도 있었다. 왜 모두가 같은 환경에 있는데, 이렇게 각기 다른 모습을 보이는 걸까?

차이는 바로 에너지다. 우리는 자면서 밤새 에너지 배터리를 충전한다. 그리고 아침이 되면 그 에너지를 갖고 하루를 시작한다. 그러나 사람마다 에너지를 사용하는 방식이 다르다. 어떤 사람은 사소한 일에 에너지를 쏟고, 또 어떤 사람은 중요한 결정에 집중하기 위해 불필요한 일에는 에너지를 아끼려 한다. 페이스북(현 메타)의 공동 창업자이자 CEO인 마크 저커버그가 매일 같은 회색 티셔츠를 입는 것도 이와 비슷한 이유다. 그는 "결정에 따른 피로를 줄이기 위해 가능한 한 다른 모든 선택을 최소화한다."라고 말했다.

세상 모든 일을 하는 데는 에너지가 필요하다. 오늘 어떤 옷을 입을지, 점심으로 무엇을 먹을지와 같은 사소한 결정들이라도 우리의 에너지를 조금씩 갉아먹는다. 결국 이런 결정에 너무 많은 에너지를 사용하다 보면, 정작 중요한 일을 처리할 때는 남은 에너지가 충분하지 않다.

나는 초등 교사로서 아이들을 가르치는 것뿐만 아니라 집필, 강연, 인스타그램 운영까지, 1년 동안 여러 일을 동시에 해내며 살았다. 어느 것 하나 놓치고 싶지 않아 모든 에너지를 쥐어짰고, 수면 시간은 최소로 줄였으며, 밤에는 늘 완전히 방전된 듯 잠들었다. 하지만 이런 생활 방식은 오래 지속할 수 없었다. 시간이 지날수록 지치기 시작했고, 두 마리 토끼를 잡으려다 모두 놓치는 게 아닐지 걱정과 불안이 올라왔다. 결국 나는 정해진 에너지를 효율적으로 아끼고, 필요한 곳에 집중적으로 사용하는 방법을 찾아야 했다. 그 해결 방법은 간단했다. 일상의 사소한 과제들을 자동화하고, 결정에 드는 에너지를 줄이는 것이었다.

● 식사, 운동, 수면 루틴 만들기

1 | 밀프렙 하기

식사 준비는 사소해 보이지만, 에너지를 많이 소모하는 일 중 하나다. 나에게 '뭐 먹지?'는 사소한 일상의 질문이 아니다. 세상에서 가장 중요하고, 아주 중대한 선택 중 하나다. 그저 배를 채우는 것에만 집중하면 고민 없이 아무거나 대충 먹을 수 있다. 하지만 음식을 먹는 것은 단순한 배고픔 해결을 넘어서 내 몸에 필요한 연료를 넣는 일이다. 나의 신체 기관에 아무 연료나 집어넣을 수는 없는 일이다.

그런데 뭘 먹을지에 대한 고민은 즐거움 못지않게 생각보다 큰 스트레스를 불러온다. 어릴 적 기억을 떠올려봐도 그렇다. 매일 저녁 오늘은 뭐 해 먹냐고 고민하던 엄마의 모습이 선명하다. 매일 어떤 음식을 먹을지 결정하고, 재료를 준비하고, 요리하고, 식사를 마친 후 치우는 일까지 반복되면 시간과 에너지가 상당히 소비된다. 심지어 머릿속으로 이 모든 과정을 떠올리는 것만으로도 지칠 때가 있다. 결국 냉동실 구석에 있던 냉동식품을 주섬주섬 꺼내거나 배달 앱을 켠 경험은 누구나 있을 것이다.

이 문제를 해결하기 위해 나는 밀프렙(Meal Prep)을 시작했다. 밀프렙이란 필요할 때 간편하게 먹을 수 있도록, 한 번의 여러 끼니의 식사를 미리 준비하는 것이다. 매주 주말, 나는 일주일 치의 식단을 미리 계획하고 필요한 재료를 모두 준비한 뒤 바로 꺼내 먹거나 간편하게 조리할 수 있는 상태로 만들어둔다. 주중에 바쁘더라도 그저 냉장고에서 미리 준비해둔 음식을 바로 꺼내 먹거나, 전자레인지에 데워 간편하게 한 끼를 해결할 수 있다. 밀프렙 덕분에 나는 매일 반복되는 '뭐 먹지?'의 굴레에서 해방되었다. 퇴근 후 저녁 식사 준비부터 정리까지 2시간을 썼다면 이제는 딱 20분이면 모든 과정이 끝난다.[*]

SNS에 밀프렙 하는 일상을 공개하면 늘 듣는 말이 있다. "식단을 미리 다 준비하다니 정말 부지런하네요." 실상은 정반대다. 오히려 게을러 밀프렙을 하는 것이다. 부지런한 사람들은 끼니마다 음식을 준비할 수 있지만, 나는 그러지 못해 모든 과정을 한 번에 몰아서 하는 밀프렙을 선택한 것이다. 이렇게 시간을 한꺼번에 쓰면, 주중에는 더 많은 시간을 아낄 수 있다. 효율과 편리함을 동시에 챙길 수 있는 거다. 또 하나는 "똑같은 음식을 이틀 이상 먹으면 질리지 않아요?"이다. 그러나 밀프렙에 익숙해지면 가짓수를 늘려 선택의 폭을 넓힐 수 있으니 이 또한 큰 문제는 아니다.

내가 먹는 것이 나 자신이라는 말이 있다. 오늘 무엇을 먹고, 내일 무엇을 먹을지 고민하는 것은 일상의 작은 선택이지만, 그 선

---

[*] 메인 요리 밀프렙, 샐러드 밀프렙, 디저트 밀프렙 등 각종 밀프렙 레시피는 PART 2\ CHAPTER 2 초간단 집밥 밀프렙과 건강 간식 레시피(256쪽)에서 자세히 소개한다.

택이 쌓여 나를 만든다. 어쩌면 작지만 중요한 선택들 속에서 우리는 건강한 삶의 진짜 의미를 발견할 수 있을지도 모른다.

2 | 퍼스널 트레이닝 받기

에너지를 아끼는 것만큼이나 충전하는 것도 중요하다. 아무리 에너지를 효율적으로 사용한다고 해도, 적절한 충전이 이루어지지 않으면 금방 방전될 수밖에 없다. 에너지 충전의 핵심은 운동과 숙면이다. 운동을 통해 에너지를 충전하고, 숙면을 통해 하루 동안 소모한 에너지를 충분히 회복해야 한다. 이 두 가지 요소가 조화를 이루어야만 일상에서 더 많은 일을 해낼 수 있다.

누구나 운동을 해야겠다고 다짐하는 시기가 온다. 20대 때는 멋진 몸매를 위해 운동을 했다면 30대의 운동은 조금 다른 결이다. 그야말로 살기 위해, 몸이 한두 군데씩 삐그덕거리는 걸 알아차리면서 본능적으로 이렇게 살면 진짜 큰일 날 것 같다고 느껴 시작하는 생존 운동의 느낌이 강하다.

운동은 에너지 배터리를 충전하는 가장 좋은 방법이지만 실천하기 어렵다는 것이 난관이다. 많은 사람이 매년 1월 1일 혹은 명절만 지나면 선언한다. "나 이제 진짜 열심히 운동하면서 갓생 살거야." 그러나 알다시피 바글바글했던 헬스장은 딱 일주일만 지나면 놀라울 정도로 한산해진다. 나 역시 헬스장에 꼬박꼬박 돈을 냈지만, 매일 가던 게 이틀에 한 번이나 일주일에 한 번으로 주기가 점점 길어지면서 결국 완전히 존재감을 잃은 회원이 되고 말았다.

왜 운동을 미루는지 생각해보니, 운동을 하러 가기 전부터 이미 많은 에너지를 소모하고 있다는 사실을 깨달았다. '오늘은 무슨 운동하지? 상체 할까? 하체 할까? 천국의 계단에 오르고 싶은데 사람이 많으면 어떡하지?' 하다가, 생각은 꼬리에 꼬리를 물고 '언제 갈까? 퇴근하고 바로 갈까? 아니야, 저녁부터 먹어야지. 저녁 먹고 바로 운동하면 배 아픈데, 식후 2시간은 있어야지. 그럼 8시에 가야 하네.'로 이어진다. 그러다 막상 8시가 되면 '아, 오늘은 피곤한데 그냥 쉴까?'로 굳혀졌다. 머릿속에 떠오른 쓸데없는 생각들은 그 자체만으로도 에너지를 썼다.

이러한 생각을 없애주는 가장 강력한 도구가 있다. 냉정하게 들릴 수 있지만, 바로 돈이다. 운동에 쓸 에너지가 없었던 나는 결국 돈을 주고 의지력을 사기로 했다. 퍼스널 트레이닝, 일명 PT를 등록한 것이다. PT를 받으면 매번 운동 계획을 세우거나 스스로 어떤 운동을 할지 고민할 필요가 없다. 약간의 돈을 투자한 덕분에 이제는 운동이 습관이라 말할 수 있을 정도로 꾸준히 잘 다니고 있다.

물론 이렇게까지 해도 운동을 안 하고 싶은 날이 꽤 자주 있다. 하지만 날릴 강습료를 생각하면 저절로 몸이 움직인다. 내 안의 손실 회피 편향 덕분이다. 솔직한 마음을 말하자면, 나는 운동을 통해 얻는 기쁨 못지않게 수강료를 날릴 때 얻는 고통도 큰 사람이다. 돈이 나의 운동 의지를 대신해주는 셈이다. 나처럼 의지력이 고민이라면, 초기에 운동 습관을 기르는 데는 제격이니 진지하게 고려해보길 바란다.

운동을 통해 얻은 변화는 생각보다 훨씬 컸다. 몸의 변화는 물론, 정신적으로도 긍정적인 영향을 미쳤다. 운동을 마치고 나면 충전한 에너지 덕분에 상쾌함이 느껴지고, 큰일 하나를 해낸 것 같은 뿌듯함과 자랑스러움이 남는다.

3 | 잠 7시간 자기

매일 최소 7시간 이상 숙면하기, 나에게는 제일 어려운 과제 중 하나다. 우리는 잠을 자면서 하루 동안 소모한 에너지를 다시 충전한다. 일반적으로 알려진 최적의 수면 시간은 하루 약 7시간 이상이다. 연구에 따르면, 하루 6시간 이하로 자는 사람의 인지 반응 속도는 하루 2시간만 자는 사람과 비슷한 정도로 떨어진다고 한다.* 그만큼 수면의 양과 질은 우리 몸에 큰 영향을 미친다.

---

* Van Dongen, H. P. A., Maislin, G., Mullington, J. M., & Dinges, D. F. (2003). The cumulative cost of additional wakefulness: dose-response effects on neurobehavioral functions and sleep physiology from chronic sleep restriction and total sleep deprivation. Sleep, 26(2), 117-126. https://doi.org/10.1093/sleep/26.2.117

그러나 매일 똑같은 수준의 수면을 유지하는 건 생각보다 쉽지 않다. 숙면은 나에게도 여전히 힘든 일 중 하나다. 일에 대한 스트레스가 많을 때는 쉽게 잠이 들지 않고, 자더라도 중간에 깰 때가 많다. 그러다 보니 수면의 질을 높이기 위한 다양한 방법을 찾아보고 시도하고 있다. 그중 누구에게나 효과적인 세 가지 방법을 소개하려고 한다.

첫째, 짧은 스트레칭을 한다. 밤이 되면 목과 어깨가 딱딱해진다. 나도 모르게 긴장하며 하루를 보냈다는 증거다. 유튜브에는 자기 전에 할 수 있는 짧은 스트레칭 영상이 많은데, 이걸 따라 하면 긴장된 근육과 마음을 이완시키는 데 큰 도움이 된다. 스트레칭 5분을 위한 에너지도 남아 있지 않다면 4-6 호흡법을 적극 추천한다. 4초간 숨을 들이마시고 6초간 천천히 내쉬는 과정을 3번 반복한다. 이 호흡법은 부교감 신경을 자극해서 과하게 활성화되어 있던 교감 신경을 진정시켜주므로, 몸과 마음이 편해지는 효과를 즉각적으로 느낄 수 있다.

둘째, 휴대폰은 거실에 둔다. 나는 침실에 휴대폰을 들고 들어가지 않는다. 숏폼 동영상의 위력이 얼마나 큰지 알기 때문이다. 내 의지력으로는 영상 하나만 보고 멈출 수가 없다는 걸 너무 잘 알고 있다. 또한 휴대폰 화면의 블루라이트는 우리 몸이 자연스럽게 분비하는 수면 호르몬인 멜라토닌을 억제해 수면을 방해한다. 휴대폰을 거실에 두면 이런 유혹을 피할 수 있을 뿐만 아니라, 다음 날 아침 알람이 울릴 때 즉시 몸을 일으키는 보너스 효과도 누릴 수 있다.

셋째, 침대 옆 협탁에 메모장을 둔다. 나처럼 불안과 스트레스 지수가 높은 사람 중에는 누워도 쉽게 잠들지 못하는 경우가 많을 것이다. 특히 자려고 눈을 감으면 온갖 고민과 생각들이 머릿속을 어지럽히기 시작한다. 이 상태를 그대로 두면 머릿속이 정리되기까지 두어 시간이 걸릴 때도 있다. 하지만 이 과정을 10분 이내로 단축하는 방법이 있다. 바로 생각을 글로 적는 것이다. 나는 고민이나 아이디어가 떠오를 때마다 곧바로 조명을 켜고 메모장에 낙서하듯 생각을 적는다. 그러면 머릿속에 복잡하게 떠다니던 생각들이 글로 정리되면서 자연스럽게 머리가 비워지고, 한결 편안한 마음으로 잠을 청할 수 있다.

• • •

지금 나는 내 에너지를 어디에 쓰고 있을까? 우리 모두 하루하루를 바쁘게 살아가다 보면, 내가 진정으로 원하는 일에 에너지를 쓰기보다는 소모적인 일에 많은 에너지를 빼앗기곤 한다. 에너지

배터리를 아끼는 일상 루틴을 통해 삶의 크고 작은 소음에서 벗어나, 진정 내가 원하는 방향으로 나아가보자. 이를 통해 나의 성장과 행복을 위한 활동에 더 많이 투자하고, 장기적으로 나를 발전시킬 수 있는 목표에 힘을 쏟아보길 바란다. 의미 있는 곳에 에너지를 쓰는 법을 배워갈 때, 우리는 더 나은 내일을 만들어가고 그 과정에서 진정한 성취감과 만족을 느낄 수 있을 것이다. 당신은 그럴 자격이 있다.

📌 SUMMARY

1. 밀프렙이란 필요할 때 간편하게 먹을 수 있도록, 한 번의 여러 끼니의 식사를 미리 준비하는 것이다. 밀프렙을 통해 시간과 에너지를 아껴 효율과 편리함을 동시에 챙겨보자.

2. 운동은 에너지 배터리를 충전하는 가장 좋은 방법이지만 실천하기 어렵다는 것이 난관이다. 의지력이 고민이라면 초기에는 퍼스널 트레이닝을 등록해 습관을 기르는 것도 효과적이다.

3. 우리는 잠을 자면서 하루 동안 소모한 에너지를 다시 충전한다. 숙면이 어렵다면 짧은 스트레칭 하기, 휴대폰 거실에 두기, 침대 옆 협탁에 메모장 두기를 실천해보자.

한 템포 쉬어가는
주말 루틴

우리 모두 한 번쯤은 생체 리듬의 힘을 느낀 적이 있을 것이다. 주말에 늦잠을 자리라 결심했음에도 여전히 평소처럼 이른 아침에 눈이 저절로 뜨이는 경험, 어릴 땐 좋았다. 아침 일찍 일어나면 디즈니 만화동산을 보며 하루를 시작할 수 있었으니까. 그런데 직장인이 되고 나니 주말에 일찍 일어나면 왠지 억울한 기분이 들었다.

주말을 온전히 쉬는 날로만 설정하는 것은 자연스러운 일이다. 직장 생활을 하다 보면 주말이 가까워질수록 피로감은 절정에 달한다. 그래서 나는 오랫동안 주말을 '열심히 일한 평일에 대한 보상'으로 여겼다. 매주 금요일 저녁이면 '이번 주말은 하루 종일 아무것도 하지 말아야지'라는 마음으로 주말을 맞이하곤 했다. 하지만 이상하게도, 하루 종일 침대에 누워있거나 아무 일도 하지 않는 날에는 오히려 더 피곤하고 찝찝한 기분이 들었다. 분명 휴식을 취했는데도 불구하고, 몸과 마음이 무겁고 불편했다. 그건 바로 주말에도 나름의 '밸런스'가 필요하다는 신호였다.

우리는 보통 평일을 80%의 활동과 20%의 휴식으로 채운다. 그렇다면 주말에는 반대로 20%의 활동과 80%의 휴식을 취하는 것이 적절하지 않을까? 그래서 주말을 알차고 기분 좋게 보내기 위한 나만의 루틴을 만들었다. 이 루틴을 실천한 이후로, 내 주말은 단순한 휴식이 아니라 오늘의 나를 돌보고 내일의 나를 준비하는 시간이 되었다. 내가 실천하고 있는 간단한 주말 루틴 네 가지를 소개해보겠다.

● 활동과 휴식의 적절한 균형 찾기

1 | 나를 돌보는 첫걸음, 씻기

부끄러운 이야기지만 주말에 나갈 일이 없을 땐, 머리를 질끈 묶고 하루 종일 세수도 하지 않은 채로 지내곤 했다. 주말이니까, 오늘 하루쯤은 안 씻어도 괜찮을 거란 생각이었다. 이런 나를 놀리는 남편에게는 "안 씻는 게 피부에 더 좋대."라는 핑계를 대기도 했다. 그런데 어느 날 문득 그런 생각이 들었다. 평소 출근할 때는 샤워하고 고데기에 향수까지 뿌리면서, 주말에는 나를 지저분하게 둔다니? 스스로 존중하지 않고 있다는 증거였다.

평일과 주말의 자신을 다루는 태도가 다를 필요는 없다. 주말에도 평일과 같은 방식으로 나를 돌보는 것이 중요하다는 걸 깨달았고, 그 이후로는 주말에 일어나자마자 샤워하고 간단하게 가꾼다. 따로 외출하지 않아도 선크림까지 챙겨 바르고, 밤새 입었던 잠옷은 벗고 적당히 편한 생활복으로 갈아입는다. 이는 단순한 청결의 문제가 아니라, 나 자신을 향한 존중의 표현이다.

그뿐만 아니라 샤워의 순기능을 깨닫기 시작했다. 씻는 것은 단순히 몸을 깨끗하게 만드는 것 이상의 의미를 지닌다. 실제로 따뜻한 물로 샤워하면 혈액 순환이 촉진되고, 근육의 긴장이 풀린다. 그 결과 몸이 이완되며 스트레스가 줄어드는 효과를 얻을 수 있다. 이렇게 샤워는 신체뿐만 아니라 정신 건강에도 큰 도움이 된다. 물의 흐름과 따뜻함에 몸을 맡기다 보면, 한 주간 쌓인 피로와 스트레스도 씻겨 내려가는 듯한 기분이 든다.

샤워 후 상쾌한 기분으로 하루를 시작하면, 그 이후의 시간은 훨씬 기분 좋고 생산적으로 흘러간다. 정리되지 않았던 생각들도 씻는 동안 자연스럽게 정리되고, 무엇보다 기분이 가볍다. 그 작은 변화가 하루의 분위기를 좌우할 수 있다는 점에서, 주말에도 나를 방치하지 말자. 평일처럼 나를 존중하고 관리하는 작은 습관이 주말을 더 풍요롭게 만들어줄 것이다. 이는 단순한 외모 관리가 아니라, 나 자신을 소중하게 여기고 돌보는 하나의 루틴이 될 수 있다.

2 | 나를 위한 대접, 가볍게 요리하기

주말 아침, 내가 제일 먼저 손을 대는 것은 주방이다. 예전에는 주말이면 배달 음식을 시켜 먹는 것이 하나의 작은 행복이었다. 그러나 시간이 지날수록 배달 음식의 무거운 느낌과 반복되는 메뉴에 대한 지루함, 먹고 나오는 온갖 쓰레기들이 나를 조금씩 괴롭히기 시작했다. 더구나 매번 비싼 배달료까지 부담해야 할 것을 생각하면 그리 만족스러운 선택은 아니었다.

그러다 어느 날, 씻고 나서 기분이 너무 좋아 주방으로 발걸음을 옮겼다. 특별한 요리를 한 것은 아니었다. 냉동실에 언제 넣어 두었는지 기억나지도 않는 토스트 두어 장과 아보카도, 삶은 달걀로 간단한 아침을 차렸다. 냉장고에 굴러다니던 채소와 과일을 넣고 스무디도 갈았다. 적은 노력으로 차려진 식사였지만 식탁은 금세 무지갯빛으로 알록달록하게 변했다. 배달 음식은 물론 유명 브런치 가게에서도 느낄 수 없었던 상쾌함이 머물렀다.

사실 지금도 여전히 냉장고엔 특별한 재료가 없다. 요리 솜씨도 평범해서 짧은 시간에 멋진 브런치 요리를 뚝딱 만들어낼 재주 또한 없다. 하지만 간단하게 차리는 식사라도, 내가 직접 준비한 음식은 나에게 주는 선물과 같다. 재료가 부족하더라도, 요리에 많은 시간을 들이지 않더라도 괜찮다. 내가 직접 만든 음식이 주는 기쁨은 그 자체로 나를 돌보는 행위이며, 이는 나에게 긍정적인 자극이 된다. 주말 아침을 건강하게 시작하는 이 작은 습관은 그날 하루를 더 활기차고 보람 있게 만들어준다.

식사를 차릴 땐 꼭 예쁜 그릇에 담아내는 것을 추천한다. 시각적인 만족감이 주는 기쁨은 생각보다 크다. 내가 정성스럽게 만든 음식이 예쁘게 차려진 모습을 보면, 나를 대접한다는 기분이 들면서 식사가 더 즐거워진다. 재료나 조리 과정이 간단하더라도, 그 순간의 기분은 남은 하루의 질 자체를 올려줄 것이다. 요리는 단지 배를 채우는 수단을 넘어서, 나를 대하는 태도가 반영된 습관이라는 사실을 늘 기억하자.

3 | 마음의 여유를 찾는 시간, 정리하기

내가 살고 있는 아파트는 일주일에 단 한 번, 일요일에만 쓰레기 분리배출을 할 수 있다. 집에서 고작 몇 발짝 나가는 일임에도 그건 늘 미루고 싶은 숙제였지만, 끝내고 나면 어김없이 기분이 좋아진다. 쓰레기뿐만 아니라 일주일 동안 나도 모르게 쌓였던 불필요한 감정과 스트레스도 함께 내려놓은 듯한 기분이 들기 때문이다. 그 기분이 좋아 오전에 꼭 끝낸다.

주말 아침, 남편과 함께 쓰레기를 버리고 나면 집이 한결 가벼워진다. 쓰레기를 치운 것만으로도 공간이 정돈되고, 그 과정에서 마음속의 복잡한 생각까지도 정리된 듯한 기분을 느낄 수 있다.

그러고 나서, 가끔은 더 나아가 집 안 구석구석을 살피며 오래된 물건들을 정리하곤 한다. 더 이상 읽지 않는 책 두어 권, 유행이 지나 입지 않는 옷 두어 벌만 처리해도 공간이 여유로워지는 걸 느낀다. 게다가 중고로 팔면 용돈이 생기고, 아름다운 가게 등에 기부하면 마음마저 풍요로워지니 일거양득이다.

사람은 공간과 상호 작용을 한다. 깔끔한 공간에 나를 두는 것만으로도 스트레스가 줄고 자존감이 높아진다. 특히 내가 생활하는 공간이 정돈되어 있으면 그 안에서 보내는 시간도 더 의미 있게 느껴진다. 공간이 어지럽혀져 있으면 자연스럽게 마음도 산만해지고, 쌓인 물건들 사이에서 나도 모르게 피로감이 쌓이기 마련이다. 하지만 필요한 것만 남기고 불필요한 물건들을 정리하고 나면, 그만큼 마음의 여유도 커진다.

물건을 정리하는 과정에서 나 자신의 내면도 '정리'가 된다. 더 이상 필요하지 않은 물건을 버리고, 자리를 차지하던 불필요한 것들을 치우는 일은 마치 나의 복잡한 생각과 감정을 정리하는 것과도 같다. 공간을 깨끗하게 비우는 작은 행동이지만, 그 과정에서 얻게 되는 마음의 평온함은 주말을 더욱 가치 있게 만들어준다.

그렇다고 온 집안을 뒤집는 대청소를 할 필요는 없다. 그저 조금씩 차지하고 있던 물건을 비우고, 꼭 필요한 것들만 남기는 것만으로도 충분하다. 공간의 여유는 곧 마음의 여유로 이어진다. 내가 머무는 공간이 정리되어 있을 때, 나는 비로소 그 공간에서 온전한 쉼을 경험할 수 있다. 주말의 소소한 정리는 다음 한 주를 시작하기에 앞서 내 마음을 차분히 준비하는 중요한 과정이 될 것이다.

4 | 주말 마무리, 다음 주 계획하기

주말의 마지막 루틴은 다음 주를 계획하는 것이다. 일요일은 새로 다가오는 한 주를 준비하기에 가장 좋은 시간이다. 주말에 모든 걸 내려놓고 쉴 수도 있겠지만, 간단한 계획을 세우는 것은 다음 주의 시작을 한결 수월하게 만든다. 나는 동네 카페처럼 가까운 곳이라도 가급적 밖에 나가는 것을 선호하는데, 느슨해진 마음을 살짝 조이는 나만의 의식이다.

계획을 세우는 데는 많은 시간이 필요하지 않다. 단 15분에서 30분만 투자해도 충분하다. 나는 우선 마인드맵 형식으로 머릿속에 떠오르는 것들을 모두 꺼낸다. 어지럽게 섞여 있던 일들을 풀어내고 정리하다 보면 막연하게 느껴지던 아이디어에 뼈대가 생긴다. 뼈에 살을 붙여나가면 내가 해야 할 일이 뾰족해진다.

여기에 덧붙여, 지키고 싶은 생활 습관이나 개인적인 목표를 계획에 포함하는 것도 좋은 방법이다. 이를테면 매일 운동 30분을 한다거나, 평소에 읽고 싶었던 책을 하루에 10쪽씩 읽는 것처럼 작은 목표를 설정하는 것이다. 이런 작은 목표들은 다음 주를 더 보람차고 활기차게 보낼 수 있는 원동력이 된다. 그리고 이 목표들이 주중에 달성되면, 그것이 주는 성취감 또한 크다.

. . .

  주말을 보내는 방식은 사람마다 다르다. 어떤 사람은 무조건 휴식을 선호할 수도 있고, 또 어떤 사람은 새로운 취미나 운동을 즐기기도 한다. 하지만 중요한 것은 나만의 주말 루틴을 찾아서 온전히 나를 위한 시간으로 활용하는 것이다. 내가 소개한 네 가지 루틴은 단순하면서도 일상에 바로 적용할 수 있는 방법들이다. 주말을 나를 돌보고, 다음 한 주를 준비하는 시간으로 만들어보자. 이 작은 변화들이 내 일상을 더욱 만족스럽게 만들어줄 것이다.

🔒 SUMMARY

1. 주말에도 나름의 '밸런스'가 필요하다. 보통 평일을 80%의 활동과 20%의 휴식으로 채운다면, 주말은 20%의 활동과 80%의 휴식을 취하는 것이 적절하다.

2. 주말에도 평일과 같은 방식으로 나를 돌보는 것이 중요하다. 샤워 후 상쾌한 기분으로 하루를 시작해보자. 그 이후의 시간은 훨씬 기분 좋고 생산적으로 흘러갈 것이다.

3. 요리는 단지 배를 채우는 수단을 넘어서, 나를 대하는 태도가 반영된 습관이라는 걸 늘 기억하자. 직접 만든 음식이 주는 기쁨은 그 자체로 나를 돌보는 행위이자, 긍정적인 자극이 된다.

4. 간단한 계획을 세우는 것은 다음 주의 시작을 한결 수월하게 만든다. 여기에 덧붙여, 지키고 싶은 생활 습관이나 개인적인 목표를 계획에 포함하는 것도 좋은 방법이다.

한 달에 한 번
나를 만나는 시간,
셀프 데이트

집이 편한 사람이라면 이 이야기가 익숙할 것이다. 타고난 집순이였던 나는 약속이 없는 날이면 집에서 유튜브를 보거나 배달 음식을 먹으며 하루를 보내는 것이 더없이 행복한 시간이라 여겼다. 이런 성향은 결혼 후에도 달라지지 않았다. 남편은 저녁 늦게 퇴근하는 날이 많았고, 나는 거의 매일 혼자 저녁을 해결했다. 어차피 혼자 먹는 건데, 이것저것 차려봐야 집안일만 늘어날 뿐. 그러다 보니 냉장고에서 남은 반찬이나 샐러드를 꺼내 대충 끼니를 때우는 것이 일상이었다.

어느 날 문득 휴대폰을 열어보니, 새로 찍은 셀카가 거의 없다는 걸 깨달았다. 그나마 약속이 있어서 잔뜩 꾸미고 외출한 날에만 몇 장 찍었지만, 그런 날은 손에 꼽을 정도였다. 늘 몸이 편하다는 이유로 같은 티셔츠와 청바지를 번갈아 입고, 카레를 한 솥 끓여 며칠씩 먹는 일상이 반복되었다. 나는 늘 그랬다. 누군가가 나를 일상에서 끄집어내주지 않으면 좀처럼 집을 나서지 않았다. 그렇게 다른 사람과의 약속을 기다리는 동안, 내 소중한 시간은 흘러가고 있었다.

● 셀프 데이트의 시작

셀프 데이트란 글자 그대로 나 자신과의 데이트인데, 혼자서 나를 위한 시간을 보내는 것을 말한다. 내 셀프 데이트의 첫 시작은 단순했다. 그날도 어김없이 소파에 앉아 TV를 보며 시간을 보내고 있었는데, 창문 밖으로 불어오는 상쾌한 봄바람에 나도 모르게 마음이 설렜다. 나만을 위한 외출이 마지막으로 언제였는지 생각해보니, 집 앞 카페에 가는 것 말고는 한 번도 나 혼자만의 시간을 즐기기 위해 외출한 적이 없었다. 또 1년을 기다려야 만나게 될 날씨라고 생각하니 몸이 저절로 움직였다.

평소 입지 않던 셔츠에 청바지를 입고, 밝은 립스틱을 발랐다. 그것만으로도 이미 기분이 좋았다. 목적지는 특별히 없었지만, 언젠가 SNS에서 본 빵집이 있는 동네가 떠올랐다. 그 빵집을 핑계 삼아 한 번도 가보지 않은 동네에 갔다. 지하철을 타고 1시간 떨어진 그곳에 도착한 뒤, 샌드위치와 커피를 사서 한강 공원까지 걸어갔다. 벤치에 앉아 샌드위치를 먹으며 사람들을 구경하고, 탁 트인 한강의 풍경을 바라보는데 묘한 행복감이 밀려왔다. 혼자서도 이렇게 즐겁고 행복할 수 있다는 사실이 신선하게 다가왔다.

그날 이후 매달 한 번씩 나를 위한 '셀프 데이트'를 계획하게 되었다. 그리고 그 경험 속에서 나만의 소중한 규칙들도 자연스레 생겨났다.

● 나만의 셀프 데이트 규칙 5가지

1 | 새로운 곳을 탐험하기

셀프 데이트의 가장 큰 매력은 새로운 장소를 탐험할 수 있다는 점이다. 평소에는 잘 가지 않던 곳, 새로운 동네, 혹은 가보고 싶었으나 기회가 없었던 장소를 찾아가는 것만으로도 설렘이 생긴다. 누군가와 함께 가야만 즐길 수 있다는 편견은 버리자. 혼자서 느낄 수 있는 감정들이 더 깊고 섬세하게 다가올 때가 있다.

20살 이후 서울살이 10년이 다 되어갔지만, 서울 관광객이 된 마음으로 한 번도 가보지 않았던 장소들을 찾아 나섰다. 북한산이나 아차산을 혼자 올라가기도 하고, 미술관에서 전시를 관람하기도 했다. 그동안 관심조차 없던 전시회도 셀프 데이트 덕분에 한 번씩 경험하게 되었고, 그 과정에서 두 가지 뜻밖의 수확을 얻었다.

첫 번째, 나의 취향을 자연스럽게 알아가게 되었다. 내가 산을 오르는 것보다 실내에서 운동하는 것을 더 좋아하고, 북적이는 장소보다 조용한 곳을 선호한다는 것도, 미술관 전시보다 뮤지컬 관람을 즐긴다는 것도. 나도 몰랐던 나를 발견하는 재미가 있었다.

두 번째, 새로운 아이디어를 얻었다. 혼자만의 시간을 보내면서 느낀 점은 공간이 사람에게 미치는 영향이 크다는 것이다. 익숙한 장소에서는 늘 같은 생각들이 떠오른다. 반면, 새로운 장소에서는 전혀 다른 아이디어와 영감이 솟아난다. 한 번도 가보지 않은 장소에서 느껴지는 낯선 감각은 내 일상에 새로운 자극을 주었다. 그 자극은 내 고민에 대한 해답을 줄 때도 있었고, 내가 마주한 문제를 잘 해결할 수 있다는 자신감을 줄 때도 있었다. 혹시 머리와 마음을 무겁게 하는 문제가 있다면 안 가본 장소로 가보자. 새로운 장소가 가져다줄 영감을 기대하면서.

2 | 새로운 경험에 도전하기

혼자만의 시간을 알차게 보내려면 약간의 계획이 필요하다. 그냥 시간을 흘려보내기보다, 평소 도전하고 싶었던 새로운 일을 해보는 것이 중요하다. 처음에 나는 '서울 빵집 투어'를 주제로 잡았다. 빵을 좋아해서 시작한 일이었지만, 그 덕분에 서울 곳곳을 탐험하게 되었고 자연스럽게 내 발길이 닿지 않았던 새로운 장소들을 발견할 수 있었다.

셀프 데이트의 핵심은 혼자서도 즐길 수 있는 활동을 찾는 것이다. 그 일환으로 나는 베이킹 클래스에 참여했다. 신사동의 유명 제과점에서 매주 토요일마다 열리는 수업에 혼자 다니기 시작했는데, 처음엔 조금 어색했지만 시간이 지나면서 점점 즐거워졌다. 새로운 경험을 할수록 나 자신이 성장하는 느낌마저 들었다. 특히 필요에 의해서가 아니라 오로지 나의 취향에 따라 선택한 무언가를 배우며 얻는 성취감은 정말 특별했다.

혼자 시간을 보내는 것이 막연하게 느껴질 때가 있다면, 아주 작은 도전이라도 해보자. 새로운 취미를 시작해도 좋고, 평소 관심 있던 분야를 탐험해보는 것도 좋다. 이렇게 새롭고 다양한 경험을 통해 스스로를 더 깊이 이해하게 된다.

3 | 제대로 된 식사하기

혼자 있을 때는 끼니를 대충 때우는 경우가 많았다. 재료를 사야 하고, 설거지와 음식물 쓰레기 처리도 귀찮았기 때문이다. 빨리 먹지 않으면 냉장고에 자리만 차지하는 식재료들도 스트레스였다. 게다가 혼밥의 적막함을 달래기 위해서 늘 먹방을 틀어놓았다.

하지만 셀프 데이트를 하는 날만큼은 제대로 된 식사를 하기로 결심했다. 밖에서 식사를 해도 좋고, 집에서 정성껏 차린 음식을 느긋하게 즐겨도 좋다. 그 시간만큼은 밥을 '때우는' 것이 아니라,

나를 '챙기는' 시간이 되어야 한다. 언젠가 이런 말을 들었다. '밥'이라는 말을 '나'로 바꿔보라고. 그러면 '나'를 때우는 사람보다 챙기는 사람이 되자, 이렇게 말해볼 수 있다. 그 말을 늘 마음에 새기고 있다.

셀프 데이트를 하는 날이면 나는 항상 밖에서 식사를 했다. 일행이 있냐는 질문에 당당히 '혼자'라고 말하고는 파스타를 여유롭게 즐기거나, 베이커리에서 샌드위치를 사서 공원에 앉아 느긋하게 먹곤 했다. 중요한 건 그 시간 동안 휴대폰을 멀리 두고, 오롯이 음식과 그 순간에 집중하는 것이다. 밥을 먹으면서 영상을 보지 않겠다고 다짐했고, 그 시간이 나에게는 작은 명상처럼 느껴졌다. 음식을 시각적으로 즐기고, 맛을 천천히 음미하며, 한 입 한 입 느긋하게 씹어 넘기는 그 순간은 마치 나 자신에게 주는 작은 선물 같았다.

4 | 작은 사치 누리기

셀프 데이트의 또 다른 규칙은 나를 위해 지갑 여는 걸 두려워하지 말자는 것이다. 사치라고 표현했지만, 나를 위한 투자로 보는 게 더 적절하겠다. 평소라면 부담스러워서 망설였을 만한 카페에서 비싼 디저트를 먹어보거나, 가벼운 쇼핑을 통해 나에게 선물을 주는 것도 좋다. 그중에서도 내가 가장 추천하는 건 '경험'에 돈을 쓰는 것이다.

예전에 내가 다녔던 베이킹 클래스의 한 회당 수업료는 10만 원이 넘었다. 당시 월급이 200만 원 남짓했던 나에게 단순 취미에 월 50만 원을 쓰는 것은 아주 큰 결심이었다. 며칠을 고민한 끝에, 일상의 변화를 위해 눈 질끈 감고 신청했다. 그 당시는 지금의 남편을 소개팅으로 만난 때이기도 한데, 첫 만남에 내가 만든 케이크를 선물했던 기억이 난다. 어색했던 분위기가 케이크 덕분에 풀어지고, 매주 만날 때마다 케이크를 매개로 더 가까워지기도 했다. 베이킹이란 취미를 얻기도 하고, 우연한 결실이긴 하지만 작은 사치가 삶의 작은 조각들을 조금씩 바꾸기도 했다. 작은 사치의 결과, 여러모로 꽤 특별한 경험을 했다.

셀프 데이트는 단순히 혼자 시간을 보내는 것이 아니라, 나에게 투자하는 시간이다. 나에게 작은 사치를 허락하는 것은 "너는 그만한 가치가 있어"라는 메시지를 스스로에게 전하는 것이다. 그런 시간을 통해 나 자신을 더 사랑하게 되고, 스스로를 더욱 소중하게 여길 수 있다.

5 | 나의 마음 챙기기

남의 고민은 잘 들어주면서 정작 내 고민에는 귀 기울이지 않는 경우가 많다. 친구의 고민에는 성심성의껏 위로를 전하며 해결책을 제시하지만, 내 문제를 마주할 때는 막막함을 느끼며 무너지곤 한다. 셀프 데이트는 나의 가장 친한 친구인 '나'와 만나 대화하는 시간이다. 이 시간을 통해 내가 어떻게 느끼고 있는지, 어떤 생각을 하고 있는지에 집중해보자.

나는 셀프 데이트를 할 때 꼭 일기장을 챙긴다. 내 생각과 감정을 기록하는 것이 마음을 정리하는 데 큰 도움이 되기 때문이다. 혼자 있는 동안 떠오르는 생각들, 그날 느낀 감정들을 일기에 적으며 나 자신과의 대화를 더 구체적으로 이어갈 수 있다. 그 과정에서 마음속 깊은 곳에 숨어 있던 감정들을 더 잘 들여다보게 된다.

카페에 앉아 썼던 일기를 다시 들춰본 적이 있다. 2020년 2월 어느 날의 일기에는 '나는 지금 살면서 가장 길고 어두운 터널을 지나고 있는 것 같다'라고 적혀 있었다. 그걸 보면서 그때의 나를 떠올렸고, 지금의 잘 이겨낸 내 모습에 대견함을 느꼈다. 과거의 나와 소통하며 현재의 삶에 감사하게 되었고, 미래를 준비할 힘도 얻었다. 일기는 과거의 나와 현재의 나를 이어주는 소중한 매개체다.

마음을 챙기는 데는 산책도 좋은 방법이다. 한적한 공원을 걷다 보면 내 몸이 긴장을 풀고, 마음이 점차 여유로워지는 것을 느낄 수 있다. 걷는 동안 호흡이 일정해지고, 주변 풍경에 집중하다 보면 머릿속이 자연스럽게 정리되기 시작한다. 천천히 걸으며 내 감정에 집중하면, 억눌려 있던 불안이나 스트레스가 조금씩 드러나고, 차분하게 그 감정을 마주할 수 있게 된다.

셀프 데이트의 매력은 의외로 소소한 즐거움에서 시작된다. 처음엔 어디를 가야 할지, 혼자서 뭘 해야 할지 막막할 수 있지만, 막상 나가보면 생각보다 즐거운 일들이 많이 벌어진다. 처음 가본 카페에서 마시는 커피가 기대한 것보다 훨씬 맛있거나, 혼자 걷던 공원에서 뜻밖의 멋진 풍경을 만나게 될 수도 있다. 이런 작은 발견들이 모두 셀프 데이트의 크고 작은 묘미다.

　　혼자만의 시간을 보내면서 느끼는 자유로움은 이루 말할 수 없다. 다른 사람의 눈치를 보지 않아도 되고, 내가 원하는 대로 계획을 세우고, 그 계획을 깨는 것도 나 자신이다. 때론 즉흥적으로 새로운 장소에 가보기도 하고, 전혀 예상치 못했던 활동에 도전하면서 느끼는 성취감도 크다. 이 모든 경험이 쌓이면서 내가 어떤 사람인지, 내가 무엇을 좋아하는지 더 잘 알게 된다.

　　그러니 이번 달부터는 나 자신을 위한 특별한 시간을 계획해보자. 처음엔 어색할 수 있지만, 점점 셀프 데이트의 매력에 빠져들 것이다. 매달 한 번, 나만을 위한 작은 모험을 떠나는 것이 일상이 되면, 삶이 조금씩 더 즐거워지는 것을 느낄 수 있다. 그리고 그 여정에서 나 자신에게 조금 더 따뜻해진 나를 만나게 될 것이다.

🔒 SUMMARY

1. 새로운 곳을 탐험해보자. 나의 취향을 자연스럽게 알게 되고, 새로운 아이디어와 영감이 솟아난다.

2. 새로운 경험에 도전해보자. 새롭고 다양한 경험을 통해 스스로를 더 깊이 이해하게 된다.

3. 제대로 된 식사를 하자. 음식을 시각적으로 즐기고, 맛을 천천히 음미하며, 한 입 한 입 느긋하게 씹어 넘기는 그 순간은 마치 선물같다.

4. 작은 사치를 누리자. 그런 시간을 통해 나 자신을 더 사랑하게 되고, 스스로를 더욱 소중하게 여길 수 있다.

5. 나의 마음을 챙기자. 일기를 쓰거나 산책을 해도 좋다. 차분하게 내 감정을 마주할 수 있게 된다.

뻔하지 않은 인생 만드는
첫걸음, 굳이

돌이켜보면, 내 입에서 버릇처럼 자주 나왔던 말이 있다.

"굳이 영화관에 가야 해? 집에서 넷플릭스 보자."

"굳이 돈 주고 사 먹어? 어차피 아는 맛이잖아."

"굳이 여행을 가야 할까? 어차피 집 떠나봐야 고생인데."

이런 식으로 모든 일에 '굳이'를 붙이며 효율성을 따지곤 했다. 그게 똑똑하게 사는 방법이라고 생각했다. 하지만 모든 걸 효율로만 판단하다 보니, 어느새 내 삶은 늘 똑같은 패턴으로 굳어져버렸다. 자극도, 변화도 없는 단조로운 일상이 되어버린 것이다.

재밌는 건, 그런 단조로운 인생을 다채롭게 바꾸는 열쇠 역시 '굳이'라는 단어였다. 단, 물음표 대신 느낌표로 바꿀 것. **"굳이? 왜 해야 해?"**에서 **"굳이! 해보자!"**로 생각을 바꾸는 순간, 무언가 새롭고 신나는 일이 시작됐다. 굳이 영화관에 가보고, 굳이 새로운 메뉴에 도전하면서 나의 일상은 조금씩 다르게 변해갔다. '굳이'로 출발한 새로운 경험이 나를 더 행복하게 만들기 시작한 것이다.

지금은 의식해서라도 '굳이'를 실천하려고 한다. 그러다 보니 자연스레 만들어진 나만의 굳이 실천 전략 다섯 가지를 소개해보겠다. 여기서 소개하는 내용과 꼭 같은 것이 아니더라도, 어디에든 '굳이'를 붙여 실천해보자. 물음표 대신 느낌표라는 점도 잊지 말자.

● 나만의 굳이 실천 전략 5가지

1 | 굳이 걷는다

지금의 나는 한 시간 거리는 기본적으로 걷는 사람이지만, 처음부터 걷는 걸 좋아하지는 않았다. 사실 다리가 아프고 힘든데 왜 굳이 걸어야 하냐며 걷는 것을 말리는 쪽에 더 가까웠다. 당시 집과 직장이 걸어서 20분 거리였는데도, 나는 매번 버스를 타고 다녔다. 걷는 것보다는 조금 더 편하게 가는 방법이 좋았고, 걷는 데서 특별한 의미를 찾지 못했다.

그러다 어느 날, 걷기의 힘을 알게 되었다. 20대 후반, 모든 일이 잘 풀리지 않아 답답했던 시기가 있었다. 퇴근 후 집까지 걸어가며 생각을 정리해볼 요량으로 길을 나섰다. 그때 내가 매일 다니던 동네였지만, 처음 보는 가게들과 낯선 간판들이 눈에 들어왔다. 골목을 여행하는 느낌이 들었고, 굳이 골목 깊숙이 들어가 길을 잃어보기도 했다. 이 새로운 풍경 안에 있다는 사실이 기분을 환기시켜주었고, 정처 없이 걷는 것만으로도 마음이 조금은 가벼워지는 것을 느꼈다.

그날 이후 나는 수시로 걷는다. 기분 좋은 날에는 활기찬 거리를 걷고, 많은 사람 사이에서 에너지를 얻는다. 반대로 기분이 다운되는 날에는 한적한 길을 오래 걷는다. 걷는다고 해서 내가 겪는 문제나 고민이 당장 해결되는 것은 아니지만, 걷고 나면 항상 다시 시작해볼 힘이 생긴다. 걷기는 내가 생각하는 가장 간단하면서도 강력한 기분 전환 스위치다.

2 | 굳이 외식한다

나는 집밥을 선호하는 편이고, 남편은 외식을 좋아한다. 남편이 외식을 제안할 때면, 나는 집밥을 두고 왜 굳이 나가서 먹어야 하냐며 거절하곤 했다. 집밥은 내가 선택한 재료와 요리법으로 건강하게 먹을 수 있으니 늘 최선의 선택처럼 느껴졌다. 하지만 시간이 흐르면서 남편의 외식 제안을 조금씩 받아들이게 되었고, 지금은 오히려 '굳이' 외식하는 날까지 따로 정해두었다.

그 이유는 새로운 장소가 주는 힘을 알게 되었기 때문이다. 익숙한 관계일수록, 늘 같은 장소에서 같은 대화를 반복하다 보면 어느새 서로에게서 신선함을 느끼기 어렵게 된다. 하지만 낯선 공간에 가면 그 공간이 주는 특별한 분위기 덕분에 생각과 행동, 그리고 대화의 내용이 달라진다. 새로운 음식과 환경이 익숙한 관계에 활기를 불어넣어주고, 그 순간순간이 작은 추억으로 남게 된다. 집에서의 대화는 일상적일 수 있지만, 외식 자리에서는 가볍게 웃을 일도 많아지고 대화가 다채로워지는 걸 느낀다.

익숙한 것에 속아 소중함을 잃지 않으려면, 굳이 새로운 일을 찾아 해줘야 할 때가 있다. 외식은 그중에서도 가장 쉽고 즐겁게 할 수 있는 방법이다. 낯선 장소와 음식이 익숙한 관계에 양념을 쳐주고, 추억을 뭉근히 끓여준다. 남편과 내가 함께 새로운 음식을 맛보고, 새로운 공간에서 경험을 쌓는 시간이 누적될수록 우리 관계에도 작은 변화들이 생긴다. 그래서 지금은 귀찮더라도 굳이 외식의 기회를 찾아내며, 소중한 사람과의 새로운 추억을 만들어가고 있다.

3 | 굳이 새로운 메뉴에 도전한다

입맛은 쉽게 바뀌지 않는다. 우리는 보통 익숙하고 편안한 음식을 찾게 마련이다. 그 이유는 새로운 도전이 실패하진 않을까 하는 두려움 때문이다. '이건 내 입맛에 안 맞을 거야' 혹은 '실패하면 아깝잖아'라는 생각에 같은 메뉴를 반복하게 된다. 그러나 모든 실패는 결국 경험이 되고, 때로는 그 경험이 예상치 못한 기회를 만들어주기도 한다.

나는 고수를 먹지 못했다. 그 특유의 향이 나와 맞지 않아서 늘 피하곤 했는데, 친구의 권유로 '굳이' 고수 넣은 음식을 시도해보기로 했다. 처음에는 익숙지 않아 힘들었지만, 몇 번 도전해보니 오히려 그 향이 매력적으로 느껴지기 시작했다. 이제는 일부러 돈을 내고 고수를 추가해서 먹을 만큼 좋아하게 되었다.

작고 사소하지만 이 도전 덕분에 미식 경험이 확장되었고, 다양한 레스토랑에서 새로운 메뉴를 즐길 기회가 생겼다. 새로운 맛에 도전하는 것은 단순한 미각의 변화가 아니라, 단조로운 일상을 다채롭게 해주는 첫걸음일지도 모른다.

4 | 굳이 여행한다

대학생 시절, '내일로'라는 철도 자유이용권이 유행이었다. 일정 기간 저렴한 가격에 전국을 기차로 여행할 수 있는 이 티켓은, 방학 때마다 친구들 사이에서 하나의 트렌드처럼 유행이 돌았다. 그렇지만 당시 나는 한 번도 내일로 여행을 간 적이 없다. 집에서 에어컨을 틀고, 따뜻하게 이불을 덮고 지내는 것이 더 편했기 때문이다. "굳이 뭐 하러 기차를 타고 긴 시간 돌아다니면서 고생을 해야 하지?"라는 생각이 머릿속을 떠나지 않았다. 여행은 고생이 아니라, 편안함 속에서 보내는 시간이어야 한다고 여겼다.

그 시절로 다시 돌아갈 수만 있다면, 그때의 나에게 잔소리를 한 바가지 해주고 싶은 심정이다. 대학생일 때만 느낄 수 있는 특유의 낭만과 자유, 그리고 지금은 만들 수 없는 그 시절만의 소중한 추억을 발로 차버렸으니 말이다. 친구들이 각종 기차 여행을 다녀와서 들려주는 재미난 에피소드들을 들으면서도, 그저 집에서의 편안함만 고수했던 나의 선택은 여전히 후회로 남아 있다. 그때 내게 가장 필요했던 건 편안함이 아니라, 새로운 경험과 모험을 즐기는 자세였을 텐데 말이다.

그 이후로도 나는 여행을 하면서 편안함과 확실함을 중시했다. 블로그나 후기 사이트에서 호평받은 맛집을 찾아가고, 인기 있는 관광지를 사진으로 남기기 위해 바쁘게 움직였다. 예쁜 옷을 입고, 정성 들여 화장하며 완벽한 인생 사진을 남기는 것이 내 여행의 목표였다. 하지만 나중에 돌아보니, 그토록 애써 찍은 사진이 많이 남았긴 해도 마음에 진하게 남은 기억은 별로 없었다. 여행의 본질을 잊고, 겉모습에만 집중했던 것이다.

최근에도 '굳이?'라는 말이 내 입에서 튀어나올 뻔한 순간이 있었다. 나와 남편은 둘 다 일에 파묻혀 살다 보니 번아웃이 오기 직전이었다. 그때 남편이 갑자기 일본행 항공권을 보내오며 내일 떠나자고 제안했다. 계획 없이, 준비도 없이 떠나는 여행은 나에게 엄청난 스트레스로 다가왔다. 시간과 비용을 철저히 계산하는 계획파인 나로서는 상상할 수 없는 일이었다. 그런데 문득 생각이 바뀌었다. 그래, 지금 우리에겐 '굳이!' 이 여행이 필요해. 이번만큼은 계획과 계산을 내려놓고, 즉흥적인 여행을 받아들이기로 했다.

생각해보니 기억에 남는 여행들은 언제나 느슨하게 준비했고, 그래서 고생했던 순간들도 늘 함께 있었다. 완벽하게 꾸며 관광지에서 사진을 남기는 것만이 여행의 전부는 아니다. 즉흥적인 결정과 느긋한 발걸음으로 새로운 장소를 만나고, 계획 없이 그저 눈에 보이는 대로 경험하는 것이 더 큰 감흥과 오랜 감동을 줄 때가 있다. 선크림 하나 바르고, 편한 옷을 입고, 특별한 계획 없이 그저 걷고, 먹고 싶은 음식을 먹는 여행이 나에게 가장 찐한 추억을 남겼던 것처럼 말이다. 여행의 진짜 매력을 이제라도 깨달은 것은 다행이라고 생각한다.

5 | 굳이 책을 들고 다닌다

늘 책 한 권 정도는 들어갈 수 있는 크기의 가방을 들고 다닌다. 언제 어디서든 책을 꺼내 읽을 준비를 하기 위해서다. 누군가는 어차피 못 읽을 텐데 왜 굳이 무겁게 들고 다니냐며 묻기도 한다. 하지만 나에게 이건 단순히 책을 읽겠다는 이상의 의미가 있다. 새로운 정보와 생각을 끊임없이 받아들이겠다는 다짐이 담긴 작은 실천이다. 책은 내게 지식과 영감을 주는 중요한 원천이므로,

언제든지 스스로 받아들일 준비가 되어 있어야 한다고 생각한다.

물론 바쁜 일상 중에 책을 읽을 시간은 많지 않다. 그렇지만 때때로 짧은 여유가 생기면, 나는 가방에서 책을 꺼내 한두 페이지라도 읽는다. 얼마 되지 않는 시간일지라도 새로운 생각을 얻고, 나만의 속도로 세상과 소통할 수 있다. 버스나 지하철에서, 혹은 카페에서 잠깐의 기다림이 책 읽는 시간으로 변할 때, 그 순간은 일상에서 얻을 수 있는 소중한 기회다. 책을 읽는 습관은 이렇게 작은 시간 조각들이 모여 만들어진다.

독서 습관은 책을 가까이 두는 것에서 시작된다고 믿는다. 읽고 싶을 때 책이 곁에 없다면, 읽으려는 마음이 금세 사라지기 마련이다. 하지만 항상 책을 끼고 다니면, 언제든지 읽을 수 있다는 생각만으로도 독서가 자연스레 일상에 스며들게 된다. 내게 가방 속 책은 배움에 대한 열정을 일깨워주고, 나를 더 나은 방향으로 이끌어준다.

· · ·

굳이 먹어보고, 굳이 걷고, 굳이 가본다. 진짜 별것 아닌 사소한 거라도 '굳이' 한 스푼이 더해지면 일상에 재미가 생기고 활력이 붙는다.

매일 비슷한 일상을 사는 우리에게 새로운 경험은 행복 몇 스푼을 얹어준다. 모든 걸 새롭게 할 수는 없지만, 적절한 안정감과 새로운 경험이 조화롭게 섞일 때 우리는 최상의 행복을 느낄 수 있다.

'굳이?'라는 말은 새로움을 가로막는 마법의 주문이기에, 이제 나는 의식적으로 '굳이?'라는 말을 하지 않고 있다. 말은 생각을 반영하고, 생각은 곧 행동으로 이어지기 때문이다. 시니컬하게 "굳이?"라고 내뱉는 순간, 제안한 사람의 열정은 식고 대화의 활기도 떨어진다. 대화는 에너지의 교환이다. 내가 하는 말을 통해 상대방의 기운을 떨어뜨리고 싶지는 않다. 그래서 상대방의 제안을 망설임 없이 받아들이고, 스스로 새로운 것에 기꺼이 도전하는 사람이 되기로 결심했다.

결국 내 행복은 내가 만드는 것이다. 새로운 경험은 누가 대신 해주는 것이 아니라, 내가 먼저 마음을 열어야 얻을 수 있는 기회다. '굳이?' 대신 '굳이 해보자!'라고 생각하는 것, 그것이 내가 매일 조금씩 다른 나로 성장하고 행복을 쌓아가는 방법이다. 새로운 기회 앞에서 머뭇거리지 말고, 기꺼이 발을 내딛는 사람이 되어보자. 그 한 걸음이 우리 삶에 큰 변화를 불러올지도 모른다.

SUMMARY

1. 단조로운 인생을 다채롭게 바꾸는 열쇠 역시 '굳이'다. 단, 물음표 대신 느낌표로 바꿀 것. "굳이? 왜 해야 해?"에서 "굳이! 해보자!"로 생각을 바꾸는 순간, 무언가 새롭고 신나는 일이 시작된다.

2. 굳이 걷고, 굳이 먹어보고, 굳이 가보고, 굳이 읽어본다. 진짜 별것 아닌 사소한 거라도 '굳이' 한 스푼이 더해지면 일상에 재미가 생기고 활력이 붙는다.

3. '굳이'는 내가 매일 조금씩 다른 나로 성장하고 행복을 쌓아가는 방법이다. 새로운 기회 앞에서 머뭇거리지 말자. 그 한 걸음이 우리 삶에 큰 변화를 불러올지도 모른다.

인생의 방향을 바꾸고 싶다면

10년 차 초등 교사였던 내가 퇴직하고 새로운 출발을 한다는 내용을 SNS에 알리고 나니 메시지가 쏟아졌다. 새출발을 응원한다는 내용만큼이나 많이 보내온 또 하나의 이야기가 있었는데, 그 주제는 바로 '진로'다. 각자 사연은 제각각이지만 고민의 핵심은 같았다. 직장을 그만두고 싶은데 그 이후가 막막하다는 이야기, 어떻게 하면 내게 잘 맞는 일을 찾는지 비결을 묻는 내용 등이었다.

나 역시 수년간 비슷한 고민 속에서 답을 찾아 헤맸다. 아마 직장인이라면 누구나 한 번쯤은 비슷한 고민을 하지 않을까? 시작이 아무리 설렜다고 하더라도 시간이 흘러 일이 손에 익고, 어려운 상황을 한두 번 겪고 나면 다들 생각한다. 내가 이 일을 평생 할 수 있을까? 매달 꼬박꼬박 나오는 월급 앞에서 마음이 누그러진 적도 있었지만, 나의 경우 시간이 지날수록 고민은 더 선명해지고 커져 갔다. 솔직히 앞으로 10년, 20년 지금과 똑같이 살 자신이 없었다.

답답한 마음을 달래기 위해 퇴근 후 도서관에 가서 자기계발서를 읽거나, 유튜브로 성공한 사람들의 인터뷰를 찾아서 보기 시작했다. 그들이 하나같이 하는 말이 있었다. 좋아하는 일을 해야 한단다. 그러나 내게는 이 말이 너무 어렵게 느껴졌다. 좋아하는 게 뭔지도 모르는 나에게, 그 말은 아무런 도움이 되지 않았다. 특별한 취미도, 재능도 없는 나 같은 평범한 사람은 도대체 어떻게 해야 하는지 한탄과 푸념만 하던 시간이 이어졌다.

그러던 어느 날, 책에서 우연히 본 한 문장이 내 마음을 강하게 흔들었다.

"다르게 살고 싶다면, 지금까지 하지 않았던 일을 해라."

너무나 당연한 말이었지만, 매일 같은 일을 반복하며 살아온 나에게는 신선한 충격이었다. 변화가 필요하다는 것을 느끼고도 늘 회사와 집, 도서관을 반복하는 비슷한 루틴 속에 갇혀 있었기 때문이다.

● 인생을 바꾸는 3가지 방법

일본의 경제학자 오마에 겐이치는 저서 《난문쾌답》에서 인간을 바꾸는 세 가지 방법에 대하여 이렇게 말했다.[*]

"인간을 바꾸는 방법은 세 가지뿐이다. 시간을 달리 쓰는 것, 사는 곳을 바꾸는 것, 새로운 사람을 사귀는 것. 이렇게 세 가지 방법이 아니면 인간은 바뀌지 않는다. 새로운 결심을 하는 건 가장 무의미한 행위다."

비록 나는 최근에서야 이 말을 접했지만, 돌아보면 내 인생에도 이 세 가지 변화가 큰 역할을 했다. 그리고 그 모든 변화는 시간을 달리 쓰는 것에서 시작되었다.

우리가 하루 중 자유롭게 쓸 수 있는 시간은 생각보다 많지 않다. 출근 전 아침 1시간과 퇴근 후 저녁 5시간이 내게 주어진 자유 시간의 전부였다. 저녁 시간 중 먹고 쉬는 시간을 제하면, 자유 시간은 고작 서너 시간 남짓이었다. 그런데 그 시간을 어떻게 활용하느냐가 내 미래를 결정지을 중요한 열쇠였다.

---

[*] 오마에 겐이치 저, 홍성민 역, 《난문쾌답》, 흐름출판, 2012

1 | 퇴근 후의 시간, 변화를 만드는 열쇠

퇴근 후의 시간을 달리 쓰기 시작하면서, 나는 좋아하는 것을 억지로 찾으려 하지 않았다. 좋아하는 일이나 잘하는 일은 노력해서 찾는 것이 아니라, 시간이 지나면서 자연스럽게 나에게 발견되는 것이라고 생각했다. 나는 현실적으로 내가 가장 많이 시간을 쏟고 있는 일, 즉 교사로서의 업무에 집중하기로 했다. 내가 하는 일을 잘 해내고 그 안에서 성과를 내야 다른 기회도 찾아온다고 믿었다.

당시 나는 아이들에게 경제 수업을 하고 있었다. 이 수업은 누가 시켜서 한 것이 아니라, 그저 아이들에게 경제 지식을 알려주고 싶다는 생각에서 시작된 것이었다. 퇴근 후에도 이 수업을 위해 학습지와 시청각 자료를 준비했다. 그러던 중 문득 "이걸로 책을 써보면 어떨까?" 하는 생각이 들었다. 당시에는 막연한 생각이었지만, 그 순간부터 내 마음에 불이 붙었다.

그렇게 책을 쓰기로 결심한 후, 퇴근하면 곧바로 카페로 향해 원고를 쓰기 시작했다. 책의 내용은 비교적 쉽게 정할 수 있었다. 평소 내가 연구하고 수업했던 내용을 글로 풀어내면 되는 일이었다. 매일 저녁 2시간씩 시간 가는 줄도 모르고 글을 썼다. 책이 나의 유일한 탈출구였고, 내가 붙잡을 수 있는 유일한 동아줄이라는 생각 덕분이었다.

책을 출판하고 나자, 강의 제안이 하나둘씩 들어오기 시작했다.

강의료와 인세는 귀여운 수준이었지만 내겐 무엇보다 소중했다. 직장에서 받는 월급이 아니어도, 내 능력으로 돈을 벌 수 있다는 자신감을 심어주었기 때문이다. 이걸 시작으로 나를 둘러싼 환경도 서서히 바뀌기 시작했다. 매일 회사와 집만을 오가던 나는 이제 강의를 위해 전국을 다니며 새로운 경험을 쌓았다. 그리고 이러한 활동을 통해 여러 출판사로부터 집필 제안을 받게 되었고, 지금까지 6권의 책을 출간할 수 있었다.

새로운 사람들과의 만남 또한 인생을 바꾸는 중요한 요소 중 하나다. 하지만 나는 의도적으로 인맥을 쌓으려 노력하지는 않았다. 그 대신 유튜브나 SNS 같은 온라인 매체를 통해 다양한 사람들의 이야기를 듣고 그들의 경험에서 영감을 얻었다. 이처럼 인맥을 넓히는 것은 꼭 대면에서만 이루어지는 것이 아니다. 오히려 온라인을 통해 전혀 알지 못하는 사람들의 생각과 경험을 배우고 내 삶에 적용하는 것만으로도 충분한 변화를 만들 수 있다.

2 | 세상에 버릴 경험은 없다

그런데 사실 그 어떤 경험도 경제적 보상을 가져다주진 않았다. 강의비 20만 원을 받으며 왕복 10시간을 운전해 시골 학교에서 강의를 했고, 더 잘 해내고 싶은 마음에 강의비보다 더 많은 돈을 책 사는 데 썼다. 누가 시킨 것도 아니었지만, 퇴근 후 매일 1시간씩 컴퓨터 학원에 가서 동영상 편집도 배웠다. 당장의 금전적 보상보다는 기회와 경험이 더 소중했기 때문에 가능한 일이었다.

재밌는 사실은 이러한 경험들이 결국 예상치 못한 곳에서 큰 기회로 이어졌다는 점이다. 동영상 편집 기술을 배워 시청각 자료를 제작했던 경험이 훗날 SNS에서 빛을 발하게 될 줄 누가 알았을까? 숏폼 영상이 유행하면서 내가 만든 콘텐츠는 운이 좋게도 트렌드에 맞아떨어졌고, 덕분에 빠르게 주목받았다. 취미로 시작했던 인스타그램 계정이 급속도로 성장하게 된 것이다.

세상에 버릴 경험은 없다. 내가 했던 일들이 당장 보상을 주지 못한다고 해서 의미 없는 것이 아니다. 모든 노력은 결코 헛되지 않으며, 내 인생에서 각기 다른 순간에 중요한 기회를 제공해줄 것이다. 오히려 그것들이 쌓이고 연결되면서 지금의 나를 만들고, 더 큰 기회와 성장을 이끌어낸다. 우리 모두 지금 하는 모든 경험이 언젠가 예상치 못한 방식으로 우리에게 더 큰 보답으로 돌아온다는 사실을 늘 기억했으면 한다. 경험은 눈앞의 경제적 이익보다 훨씬 큰 가치를 지닌다.

3 | 인생의 가장 큰 장애물은 어쩌면 나?

살다 보면 여러 장애물을 마주하게 된다. 그중에는 나 스스로 만드는 장애물도 있는데, 바로 조급증이다. 우리는 언제 조급해질까? 가장 흔한 경우는 남과 비교할 때다. 주변에서 누군가가 회사에 사표를 던지고 창업해서 성공했다는 소식을 들으면 마음이 동요한다. 비슷한 또래의 누군가가 투자로 큰돈을 벌었다는 이야기를 들으면, 내가 하는 일이 한없이 보잘것없게 느껴진다. 내가 지금 변화를 위해 노력하는 것들이 아무 의미가 없게 느껴지기도 하고, 더 빨리 무언가 눈에 띄는 결과를 만들어내야 한다는 불안감이 엄습하기도 한다.

우리는 남의 성공을 보면서 그들이 얼마나 많은 시간과 노력을 쏟았는지는 보지 못하고, 결과로만 자신을 남과 비교하게 된다. 나역시 과거에 그런 실수를 했었다. 남들이 일찍 성공의 꽃을 피웠다는 소식을 들으면 초조해지곤 했다. 그럴 때일수록 마음을 가다듬고 나만의 속도에 집중해야 한다. 작품은 하루아침에 만들어지지 않는다는 사실을 마음에 새기자. 결국 중요한 것은 남의 속도가 아니라, 나의 길을 천천히 그리고 꾸준히 걷는 것이다.

나의 '인생작'은 지금 잘 다니고 있는 직장을 그만두어야 완성되는 것도 아니고, 당장 좋아하는 일에 열정을 쏟아야 만들어지는 것도 아니다. 그저 매일 일상에 내 꿈과 가까워지는 일을 하나씩 집어넣으면 된다. 퇴근 후 매일 카페에 가서 글을 썼던 그 시간들, 휴대폰을 들고 밤늦게 인스타그램 콘텐츠를 찍었던 그 순간들은 그 당시에는 보잘것없는 노력처럼 보였을지도 모른다. 하지만 그런 작은 행동들이 모여 지금의 나를 만들었고, 그때의 노력들이 쌓여 변화의 씨앗이 되었다.

지금 내가 하는 일들이 당장은 눈에 띄는 결과를 보여주지 않더라도, 그 과정은 결코 헛되지 않다. 모든 경험과 노력이 차곡차곡 쌓이다 보면, 어느 순간 나도 모르게 커다란 성장을 이루고 있을 것이다. 지금 내 삶의 색깔이 파란색이라면, 매일 빨간색 물감을 한 방울씩 섞어보자. 그렇게 매일 조금씩 변화를 만들어가는 것이, 결국에는 나의 인생을 보라색으로 물들일 것이다.

4 | 미래를 빚는 오늘의 한 걸음

현재의 내 모습은 미래의 내 모습이 아니다. 하지만 미래의 나를 결정하는 것은 바로 지금의 나다. 지금 내가 하는 작은 행동들이 쌓여 미래의 나를 만들고, 그 행동들이 변화를 일으킬 것이다. 매일 조금씩 내 꿈에 가까워지는 일을 일상에 하나씩 집어넣자. 조급해하지 않고, 눈에 보이는 결과에 흔들리지 않으며 꾸준히 나아가는 것이 중요하다.

누군가는 살다가 갑작스러운 기적을 경험할 수 있다. 하지만 대부분의 변화는 적은 노력이 쌓여 만들어진다고 믿는다. 마치 어두운 터널 속을 걷는 것처럼 더듬거리며 나아가는 시간이 길게 느껴질 수 있지만, 한 걸음 한 걸음씩 내딛다 보면 어느새 터널의 끝이 보이게 된다. 물론 그 끝은 또 다른 시작일 수 있지만, 그때의 나는 이미 지금과는 많이 달라져 있을 것이다. 더 단단해진 나, 더 많은 경험과 성장을 이룬 내가 그곳에 있을 것이다.

그러니 현재의 나를 믿고, 꾸준히 내 꿈을 향해 나아가길 바란다. 결과는 하루아침에 오지 않겠지만, 매일의 작은 행동들이 나를 더 나은 방향으로 이끌어줄 것이다. 미래의 나를 결정하는 것은 결국 지금의 나라는 사실을 잊지 말고, 오늘도 내 인생을 보라색으로 물들일 그 한 방울의 물감을 섞어보자.

작고 사소한 습관으로
균형 있는 일상 만들기

실천법은 그저 읽고 끝나는 것에 그쳐서는 안 된다. 내 상황에 맞추어 구체화해보고, 한 번이라도 실천해보려는 의지를 다져보자. 변화는 아주 작고 사소한 것으로부터 시작된다.

STEP1 라이프스타일 기둥 세우기

내 일상을 지탱하는 큰 기둥 3개를 골라 써보고, 이유도 적어보자. 이유가 술술 나오고, 구체적일수록 내 일상에 꼭 필요한 기둥이다. 이유에 따라 구체적인 목표도 설정해본다. 마지막으로 내 기분과 상관없이 매일 쌓을 수 있을 만큼 쉽고 사소한 기둥인지 점검해보고, 맞춤형 라이프스타일 기둥을 정리한다.

	첫 번째	두 번째	세 번째
기둥			
이유			
구체화			
최종			

TIP 혹시 마음 기둥을 잊지는 않았는지 마지막으로 점검해보자. 우리의 일상을 이루는 것은 몸과 마음이다. 몸과 마음은 세트라서 밸런스가 무엇보다 중요하다.

● 딱 일주일만 실천해보기

월 일	월 일	월 일	월 일	월 일	월 일	월 일

STEP 2 아침, 일상, 주말 루틴 만들기

아침 10분이라는 작은 틈이 내 일상을 바꿔놓기까지는 단 일주일이면 충분하다. 나와의 대화는 충분하게 하고 있는지 점검해보고, 나만의 아침 루틴도 만들어보자.

	나만의 아침 루틴
아침 10분, 나와의 대화	
무엇을 할 것인가	
무엇을 하지 말 것인가	

에너지를 효율적으로 아껴 필요한 곳에 집중적으로 사용하려면 사소한 과제들을 자동화하고, 결정에 드는 에너지를 줄인다. 나의 일상을 점검해보고, 나만의 루틴도 만들어보자.

	나만의 일상 루틴
식사 루틴 점검하기	
운동 루틴 점검하기	
수면 루틴 점검하기	

주말에도 '밸런스'가 필요하다. 평일을 80% 활동과 20% 휴식으로 채운다면, 주말에는 반대로 20% 활동과 80% 휴식으로 채운다. 주말을 점검해보고, 나만의 루틴도 만들어보자.

	나만의 주말 루틴
나를 존중하고 돌보기	
나를 위해 요리 대접하기	
주변 정리하며 여유 찾기	
다음 주 계획하기	

STEP 3 나의 첫 셀프 데이트 실천하기

나의 첫 셀프 데이트를 기록해보자. 어떤 걸 했는지, 기분은 어땠는지, 사소한 것이라도 모두 적어보자. 모든 걸 한 번에 실천할 필요는 없다. 생각날 때마다 하나씩 도전해보면서 나만의 셀프 데이트 규칙도 만들어보자.

	내가 실천한 셀프 데이트
새로운 곳 탐험하기	
새로운 경험에 도전하기	
제대로 된 식사하기	
작은 사치 누리기	
나의 마음 챙기기	

STEP 4 '굳이?' 대신 '굳이!' 실천하기

내가 실천한 '굳이'를 기록해보자. 어떤 걸 했는지, 기분은 어땠는지, 사소한 것이라도 모두 적어보자. 모든 걸 한 번에 실천할 필요는 없다. 생각날 때마다 하나씩 도전해보면서 나만의 굳이 전략도 만들어보자.

	내가 실천한 '굳이!'
굳이 걷는다	
굳이 외식한다	
굳이 새로운 메뉴에 도전한다	
굳이 여행한다	
굳이 책을 들고 다닌다	

• • •

음식이 약이 된다는 말, 뻔하게 들릴지 모르지만
직접 경험해보면 그 효과는 강력하다.
영양 가득한 스무디를 통해 변화를 느껴보자.
제대로 만든 스무디 한 잔은 수많은 영양제보다
더 유익하고 확실한 변화를 선사한다.
이 챕터에서는 신선한 재료로 쉽게 만들 수 있는
맛있는 스무디 레시피를 소개한다.
바쁜 일상 중에도 건강을 위한 첫걸음을 내딛는 데
완벽한 동반자가 되어줄 것이다.

CHAPTER 2

인생 건강 지도를 바꾸는 스무디 레시피

스무디 전도사가
되기까지

얼마 전 깜짝 놀라는 일이 있었다. 오랜 친구를 만나 밥을 먹는데, 그 친구가 이렇게 말하는 게 아닌가.

"7년 전에 너희 집 놀러 갔을 때 스무디를 만들어주더니, 그게 이렇게 유명해질 줄 누가 알았겠어."

나는 전혀 기억나지 않은 일이었다. 정말 세상일은 아무도 모른다. 처음엔 내가 좋아서 마시기 시작한 스무디였고, 그러다 친구들에게 한 잔씩 나눠줬다. 친구들의 반응에 힘입어 인스타그램에 올린 스무디가 어느새 25만 명이 넘는 사람들에게 알려질 줄이야.

그리고 매일매일 스무디 덕분에 건강해졌다는 기적 같은 후기를 받게 될 줄 누가 알았을까?

사람들은 나를 '건강 인플루언서'라고 말한다. 건강한 몸과 마음을 가질 수 있도록 좋은 영향을 주는 사람이라는 뜻일 텐데, 사실 그 말을 들을 때마다 스스로 놀라곤 한다. 한때 나는 건강과 거리가 먼 삶을 살았기 때문이다. 스무디를 마시며 건강 지도를 바꾸기까지의 내 여정은 잘못된 다이어트와 폭식의 반복이었다.

나는 어릴 적부터 덩치가 컸다. 교실 앞자리에 앉아본 적이 거의 없고, 체력 검사를 하면 늘 '경도 비만'이 뜨는 여학생이었다. 다행히도 이런 내 모습이 건강하게 보기 좋다고 말씀해주신 부모님 덕분에 몸매에 대한 콤플렉스 없이 자랐다. 72kg, 수능 끝나고 올라가본 체중계의 숫자에도 담담했고 당시 나에게 다이어트는 여전히 먼 이야기였다.

대학생이 되고 나서는 시중 브랜드에서 맞는 치수의 바지를 구할 수가 없어 엄마가 홈쇼핑으로 사준 배기팬츠를 입었다. 20살 여성이 입기에는 다소 나이대와 어울리지 않는 디자인이었지만, 33인치 허리에 꼭 맞는다는 사실이 마냥 기뻤다. 허벅지를 헐렁하게 입는 배기팬츠가 딱 붙는 스키니진이 되긴 했지만, 이마저도 잘 어울린다고 해주는 엄마 덕에 자신감과 자존감은 늘 충만했다.

내 몸이 눈에 띈다는 사실은 대학 입학 후에 알았다. 각자의 개성을 뽐내는 20살 또래들 사이에 있다 보니, 누군가 말하지 않아도 나는 내 몸이 조금 다르다는 걸 느낄 수 있었다. 친구들과 함께 강남역 지하상가에 갔을 때 맞는 치수가 있는지부터 물어보는 내가 신경 쓰였고, 다리가 드러나지 않게 치마 대신 통바지를 입는 내가 신경 쓰였다. 그렇게 나도 '다이어트 세상'에 뛰어들었다.

● 안 해본 것 없는 각종 다이어트

당시에는 여기저기서 자극적인 다이어트 방법이 유행했다. 그중 하나가 '덴마크 다이어트'다. 나는 블랙커피, 자몽, 채소, 식빵만 먹으며 버티는 2주간의 식단을 시작했다. 의지로 버텨낸 결과 몸무게가 줄었지만, 한 달도 채 되지 않아 다이어트를 하기 전으로 돌아왔다. 애초에 이 식단 자체가 초고도 비만 환자들이 수술을 앞두고 체중을 빠르게 줄이기 위해 하는 식단이라 일반인 수준에서는 건강에 무리가 가는 게 당연했다. 하지만 당시에는 그런 것을 따져보지 않았다.

다음으로 도전한 건 '칼로리 다이어트'다. 하루 1,000kcal를 사수하며 모든 음식의 열량을 앱으로 계산했다. 케이크로만 1,000kcal를 섭취한 뒤 아무것도 안 먹은 날도 있었고, 배고픔에 밤잠을 설친 적도 많았다. 그러다 결국 배달도 끊긴 새벽 2시에 문 연 족발집을 찾아가 족발을 포장해온 뒤, 실컷 먹고 곯아떨어진 날이 있었다. 다음 날 죄책감에 식욕을 다시 옥죄고, 다시 입이 터지길 반복했다. 적게 먹어도 살이 빠지지 않기 시작했고, 점점 속쓰림과 소화 불량이 심해졌다. 이쯤 되면 정신을 차릴 만도 한데, 나는 여전히 내게 맞는 또 다른 다이어트 방법이 있으리라 믿고 찾아 헤맸다.

때마침 '저탄고지 다이어트' 열풍이 불었다. 탄수화물을 줄이고, 그 자리를 지방으로 채우는 식단을 지속하는 방식이었다. 탄수화물을 줄이자 정말 살이 술술 빠졌고, 그러자 욕심이 생겼다. 탄수화물을 더 줄여볼까? 그러면 살이 더 잘 빠지는 거 아니야? 브레이크가 고장 난 생각은 마침내 '탄수화물은 나쁜 것'이라는 말도 안 되는 결론을 냈다. 3개월쯤 지나자, 몸의 곳곳에 이상이 생기기 시작했다. 머리카락이 빠지고 생리 주기가 불규칙해졌으며 피부는 푸석푸석해졌다. 위장 트러블과 변비, 치질까지…. 그야말로 몸이 망가지고 있었다.

이런저런 다이어트를 시도하면서부터 퇴근 후 병원으로 출근하다시피 했다. 온갖 검사에도 별다른 원인이 없다는 답만 돌아왔지만, 증상은 계속됐고 답답한 마음에 건강 염려증만 점점 더 심해졌다. 속쓰림을 없애주는 위염약, 여드름을 없애주는 항생제, 화장실을 가게 해주는 변비약까지, 온갖 약을 한 움큼씩 먹으면서 더 이상 이렇게 살 수는 없겠다는 생각이 들기 시작했다.

● 내 몸의 새로고침 버튼, 스무디

몸에 새로고침 버튼이 필요한 시점이었다. 그리고 이때는 확실히 깨달았다. 어떤 대단한 다이어트 비법도 필요 없다는 사실을. 내게 필요한 건 세 끼를 규칙적으로 챙겨 먹고, 화장실을 제대로 가는 일이었다. 일주일에 단 한 번도 제대로 못 가는 화장실을 가기 위해 식이섬유부터 챙기기로 했다.

그런데 처음부터 난관에 부딪혔다. 자취생에게 샐러드를 챙겨 먹기란 보통 일이 아니었다. 한 끼에 만 원이 훌쩍 넘는 샐러드를 사 먹기엔 부담이 컸고, 집에서 만들어 먹자니 갖가지 채소를 손질하고 보관하는 건 더 큰 결심이 필요한 일이었다. 게다가 잔뜩 손질해놓는다고 해도, 며칠 내로 먹지 않으면 바로 시들어버리기 일쑤였다. 무엇보다 샐러드는 나에게 억지로 먹는 다이어트 음식이라는 인식이 강해서 그다지 달갑지가 않았다. 또한 생채소를 먹으면 하루 종일 배에 가스가 차고 속이 불편한 것도, 샐러드가 먹기 꺼려졌던 이유 중 하나였다.

그때 내 눈에 들어온 것이 바로 스무디였다. 채소와 과일을 갈아 마시는 스무디라면 필요한 영양소를 손쉽게 섭취할 수 있겠다는 생각이 들었다. 처음에는 온갖 채소와 과일을 조합하며 나만의 레시피를 만들어갔다. 초반에는 생채소를 넣고 갈아 마시다 보니 속이 부글부글하며 불편했지만, 살짝 찌거나 데쳐서 넣으면 괜찮아진다는 것을 알게 됐고 채소별 손질법도 차츰 익혀갔다.

효과는 놀라웠다. 처방받은 변비약을 먹어도 개운하게 화장실을 못 가던 내가 매일 아침 똑같은 시간에 화장실을 가게 되었고, 여드름을 달고 살던 피부도 깨끗해졌다. 생리 시작 일주일 전부터 시작되는 골반통이 사라졌고, 생리 시작과 동시에 털어 넣던 진통소염제는 한 알로 줄었다. 입맛이 건강하게 바뀌면서 설탕 중독도 먼 과거의 이야기가 되었다.

일상의 풍경에도 변화가 생겼다. 온라인 쇼핑몰 장바구니에는 늘 디저트 신제품, 냉동 간편식품이 담겨 있었는데 이제는 샐러리, 오이, 케일 등 신선 채소가 그 자리를 대체했다. 퇴근 후 집에 돌아와서 배달 앱을 검색하는 습관과도 멀어졌다. 이제는 채소와 과일을 손질했고, 다음 날 아침 출근할 때마다 스무디 한 잔을 챙겨 나갔다.

7년 전, 우리 집에 놀러 온 친구에게 스무디 한 잔을 대접한 것도 나에게는 최고의 선물을 준다는 마음에서였던 것 같다. 좋은 건 동네방네 알리고 싶은 마음에 인스타그램 계정을 만들어 직접 개발한 스무디 레시피를 올리기 시작했고, 믿을 수 없이 놀라운 후기들로 댓글과 메시지창이 가득 채워졌다. SNS의 파급력은 대단했다. 각종 커뮤니티에도 베르베르 스무디의 효과가 언급되며 입소문이 나기 시작했고, 나도 모르는 새 어느덧 베르베르 스무디는 건강 스무디의 대명사가 되었다.

스무디 라이프를
시작하기 전에

 지금 이 순간에도 수많은 사람이 하루 한 잔 스무디로 건강한 습관을 시작하고, 매일매일 놀라운 변화를 경험하고 있다. 과일 채소 스무디 한 잔을 가족에게 챙겨주다 보니 가족 간 대화가 더 많아지고 사이가 돈독해졌다는 이야기도 많다. 그러면 대체 '베르베르 스무디'가 뭐길래 온갖 마법 같은 후기가 쏟아지는지 지금부터 낱낱이 파헤쳐보도록 하자.

 "변비가 사라졌어요!"

 "과민대장증후군이 나았어요!"

 "비염이 감쪽같이 사라졌어요!"

"생리통이 사라졌어요!"

"생리 주기가 정상으로 돌아왔어요!"

"여드름이 없어졌어요!"

"혈압이 떨어지고, 고지혈증 약도 안 먹어요!"

놀랍게도 매일 쏟아지는 스무디 후기의 일부일 뿐이다. 이런 후기 덕분에 스무디를 즐기는 사람끼리는 우스갯소리로 '삭제 스무디'라고 부른다. 우리 몸에 있는 크고 작은 문제를 없애준다고 해서 붙은 별명이다.

스무디가 염증을 줄이는 원리는 우리 몸의 장 건강과 밀접한 관련이 있다. 스무디는 장에 필요한 식이섬유와 항산화 물질*을 풍부하게 공급해 장내 유익균이 세력을 넓히도록 돕는다. 유익균과 유해균의 균형이 적절히 맞춰지면 염증 반응을 억제하는 환경을 만든다. 변을 편하게 보면서 체내 독소도 원활하게 배출하니 몸 안의 여러 문제가 좋아지는 경험을 하는 것이다.

---

* 항산화 물질이란 산화가 진행되는 것을 억제하거나 완화하는 물질을 말하며, 노화를 늦추는 데 중요한 역할을 한다.

● 가장 궁금해하는 스무디 Q&A 13

1 | 특정 고민에 효과 좋은 스무디 추천해주세요!

후기를 공유할 때마다 제일 많이 받는 질문 중 하나가 '○○에 좋은 스무디를 추천해달라'는 것이다. 스무디는 약이 아니라 음식이기 때문에 특정 효과만을 기대하면 곤란하다. 다양한 레시피가 있지만 결국 원리는 모두 비슷하다. 우리 몸은 모든 기능이 서로 이어져 있는데, 그중 우리가 가장 쉽게 돌볼 수 있는 것은 바로 장 건강이다. 스무디에 들어 있는 식이섬유는 장내 유익균과 유해균

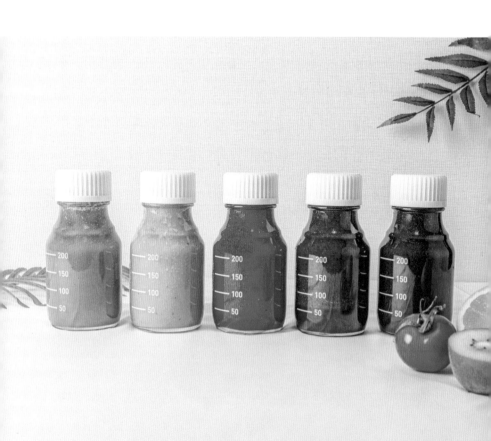

이 균형을 이루게 도와준다. 장을 건강하게 해주는 것을 시작으로, 염증을 줄이고 호르몬 균형을 바로잡는 것까지 이어지는 것이다. 이러한 원리를 이해한다면 특정 스무디만 고집하기보다 여러 종류의 스무디를 골고루 마시게 될 것이다.

2 | 스무디 하나만 쭉 마셔도 될까요?

2018년 미국에서 1만 명이 넘는 성인을 대상으로 미국 장 건강 프로젝트(The American Gut Project)라는 장 연구를 시행한 적이 있다.* 이 연구에 따르면 섭취하는 식물의 종류가 다양할수록 장내 단쇄지방산(짧은사슬지방산)이 풍부하다고 한다. 단쇄지방산은 우리 몸에 여러 이로운 역할을 하는데, 특히 장 건강을 개선하는 데 도움을 주는 것으로 알려져 있다. 장내 미생물 환경을 다양하게 하여 장이 더욱 튼튼해진다는 것이다. 따라서 특정 스무디 하나만 집중하기보다는 다양한 레시피를 통해 섭취하는 채소와 과일의 종류를 늘리는 것이 바람직하다.

3 | 스무디 한 잔으로 다이어트를 해도 될까요?

SNS를 보면 '일주일 -3kg 스무디'와 같은 자극적인 문구를 쉽

---

* McDonald, D., Hyde, E., Debelius, J. W., & Morton, J. T. (2018). American Gut: An Open Platform for Citizen Science Microbiome Research. mSystems, 3(3), e00031-18. https://doi.org/10.1128/mSystems.00031-18

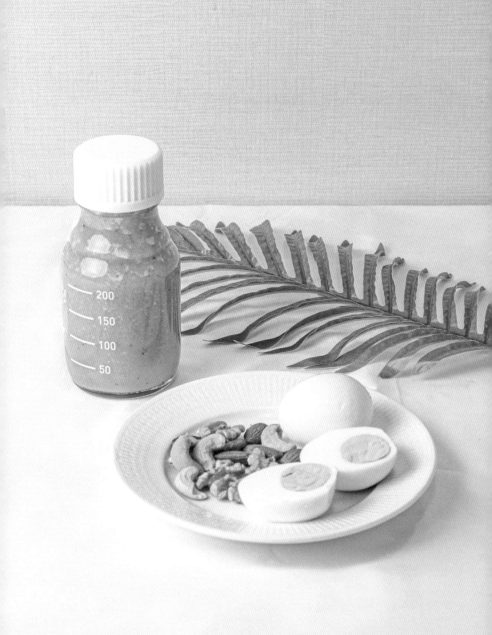

게 접할 수 있다. 매일 한두 끼를 스무디 한 잔으로 대체하면 살이 빠진다는 것인데, 결국 초저열량 식단으로 유도하는 것에 불과하다. 건강을 위해 마시는 스무디가 건강을 해치는 꼴이다.

우리가 말하는 끼니는 배부름이 필요하다. 배부름에는 세 가지 종류가 있다. 첫째는 물리적 배부름인데, 음식이 위를 채워 위가 늘어나면서 느끼는 배부름이다. 둘째는 화학적 배부름인데, 소화하면서 호르몬과 혈당이 변하며 느끼는 배부름이다. 셋째는 심리적 배부름으로, 음식을 눈과 입으로 즐기며 만족스러운 감정을 느끼는 것이다.

특히 화학적 배부름에는 두 가지 호르몬이 작용한다. 하나는 인슐린으로, 음식을 섭취하면 혈당을 조절하는 역할을 한다. 통곡물, 콩 등의 천천히 소화되는 복합 탄수화물은 인슐린이 완만하게 오르내리며 배부름을 오래 유지하지만, 빵이나 떡처럼 빨리 소화되는 정제 탄수화물은 인슐린이 요동치며 금방 배가 고파진다. 또 하나는 렙틴이라는 호르몬이다. 지방 세포에서 분비되며 식욕을 억제하는데, 식후 20분쯤 지나야 분비된다.

스무디에는 단백질과 지방이 우리 몸에 필요한 만큼 들어 있지 않은 경우가 많아, 뇌에서 충분한 에너지가 공급됐다는 신호를 잘 받지 못한다. 또한 스무디 한 잔만으로는 심리적 배부름을 느끼기에 부족한 것이 사실이다. 따라서 스무디로 끼니를 대체하고 싶다면, 단백질과 지방을 함께 섭취하는 편이 바람직하다. 그래서 준비한 게 '베르 정식'이다.

나는 '무엇을 먹건 하루 한 끼는 베르 정식을 먹자'고 말한다. '베르 정식'이란 베르베르 스무디 한 잔과 달걀 두어 개, 견과류가 들어간 최소한의 끼니를 말한다. 자주 입이 심심해지는 사람에게는 최고의 간식이 될 것이며, 다이어트를 하고 싶은 사람에게는 열량을 낮추면서 영양 균형은 고루 챙긴 한 끼 식사가 된다.

4 | 스무디를 만들 때 믹서 대신 착즙기도 괜찮을까요?

한 가지 짚고 넘어가야 할 사실이 있다. 많은 사람이 스무디와 착즙(농축액, 엑기스)을 혼동하곤 하는데, 이 둘은 엄연히 다르다. 스무디는 채소와 과일을 통째로 갈아 마시기 때문에 식이섬유가 그대로 남아 있지만, 착즙은 식이섬유가 거의 제거된 상태다. 우리가 채소를 먹는 데에는 수많은 이유가 있겠지만, 단연 중요한 이유는 바로 식이섬유 섭취를 늘리기 위해서다. 식이섬유는 소화되지 않고 대장으로 가 변의 부피를 키우고 건강한 변을 보는 데 도움을 준다. 따라서 착즙보다는 섬유질을 온전히 섭취할 수 있는 스무디를 권장한다.

5 | 스무디는 간에 좋지 않다던데요?

스무디를 알리면서 굉장히 많이 듣는 질문이 있었다. 스무디를 마시면 간 건강에 좋지 않다는 것. 그러다 보니 나도 궁금해졌다.

만약 정말 건강에 좋지 않다면, 7년 넘게 꾸준히 스무디를 마신 내 건강이 무사할 리가 없는데 나는 어느 때보다 건강하다. 게다가 건강검진을 했는데 간 수치가 떨어졌다는 후기도 적지 않게 받고 있다. 무엇이 진실이고 거짓인지 직접 알아봐야 했다. 단편적인 정보가 확대 재생산되는 온라인 세상의 '카더라'로부터 우리를 보호하기 위해서는 뭐든 직접 실험하고 확인해야 한다.

앞서 언급했다시피 '스무디'와 '즙'은 다르다. 착즙을 하게 될 경우, 특정 성분을 농축된 형태로 다량 섭취하게 되므로 문제를 일으킬 수 있다. 흔히 알고 있는 엑기스 형태의 음료가 간에 좋지 않다는 말도 그런 이유에서 나온 것이다.

일반적인 음식, 예를 들어 채소를 통째로 갈아 마시는 것은 간에 영향을 미치지 않는다.* 그러나 여기서 주의해야 할 것이 있다. 바로 과일이다. 과일은 수분과 섬유질을 빼면 대부분 과당과 포도당으로 이루어져 있다. 포도당과 과당은 우리 몸에 들어오면 서로 다른 과정을 거치는데, 포도당의 경우 우리 몸 곳곳에서 에너지로 쓰인 후 간으로 이동한다. 반면, 과당의 경우 에너지로 쓰이지 못하고 간으로 직행한다. 즉, 과당을 지나치게 많이 섭취하면 지방간의 원인이 될 수 있다는 것이다.

---

* 유튜브 <내과의사놈들> 채널, "녹즙이 아니라 독즙이다? 녹즙, 착즙 주스는 정말 건강에 좋을까?", https://t.ly/8Ca8d

나는 베르베르 스무디와 관련해 두 가지 궁금증을 직접 확인하고 검증해야 했다. 첫째, 과당의 양이다. 앞서 언급했듯이 과당이 지나치면 건강에 영향을 미칠 수 있기 때문이다. 다행히 스무디별 총당류는 비교적 적은 수준이었다.* 둘째, 혈당 반응이었다. 갈아 마시면 급격한 혈당 상승을 유발해 지방간이 쌓이게 하지는 않을까?

혈당이 많이 오른다는 것의 기준은 엄격히 정해져 있지 않다. 하지만 일반적으로 공복 혈당과 식후 1시간 내 혈당이 40~60mg/dL 이상 차이 나는 경우를 '혈당 스파이크'로 지칭한다. 혈당 스파이크가 계속되는 식습관을 지속하면 염증은 물론 여러 가지 건강 문제가 나타나게 된다. 나 역시 스무디를 마신 후의 혈당 변화가 궁금해서 직접 연속혈당측정기를 착용해 혈당 실험을 마쳤고 과정과 결과를 SNS에 공유했다.** 스파이크 없는 아주 일반적인 혈당 반응이었다. 채소의 섬유질이 혈당 오르는 속도를 낮춰준 것이다.

혈당 관리에 세심하게 신경 써야 하는 사람이라면 특히 시중에

---

* 베르베르 스무디별 영양 성분(열량과 총당류)은 11) 과일을 더 많이 넣어도 되나요?(114쪽)를 참고한다.
** '베르베르 스무디 혈당 변화 실험 결과'는 인스타그램(https://t.ly/gI9pQ)에서 확인할 수 있다.

서 판매하는 스무디를 매우 조심해야 한다. 주로 과일과 첨가당이 듬뿍 들어간 경우가 많은데 탄수화물 1g은 혈당을 약 3mg/dL 올린다. 따라서 당 함유량을 꼭 따져보는 것이 좋다.

기저질환이 있는 경우, 직접 실험을 해보고 과일의 양을 조절하면 더 건강히 즐길 수 있을 것이다. 정리하자면, 세상 어떤 음식이든 누가 먹느냐에 따라 약이 될 수도 있고 독이 될 수도 있다. 평소 식단, 운동량, 기저질환 여부에 따라 잘 고려해서 섭취해야 할 것이다.

6 | 아이와 함께 먹어도 되나요?

물론이다. 이유식 단계가 지난 아이들이라면 조금씩 양을 늘려가며 시작해보자. 스무디는 아이들도 건강하게 마실 수 있는 음료다. 특히 변비로 힘들어하던 아이들이 편안하게 변을 보고, 비염으로 고생하던 아이들의 증상이 개선되었다는 후기가 많이 들려온다. 병원에 가도 원인을 알 수 없던 신경성 배앓이로 결석과 조퇴를 반복하던 아이가 더 이상 고생하지 않고 씩씩하게 학교를 잘 다니게 되었다는 따뜻한 사연도 기억난다.

채소를 싫어하는 아이들에게 채소 섭취는 쉽지 않은 과제다. 녹색 잎채소를 보자마자 고개를 돌리거나, 채소가 섞여 있다는 이유만으로 음식을 거부하는 아이들도 많다. 하지만 아이들이 채소와 조금 더 친해지는 방법은 생각보다 간단하다. 바로 스무디를 활용하는 것이다.

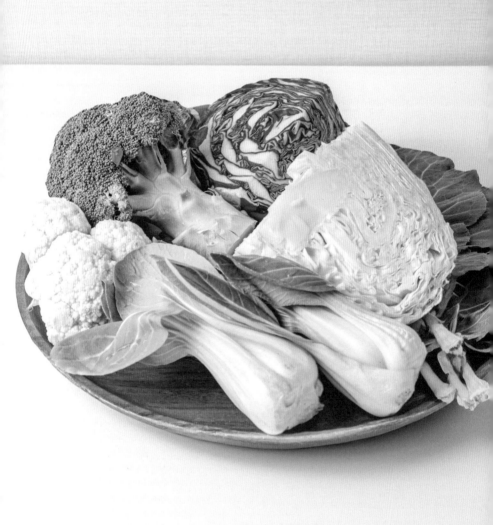

스무디를 마시는 습관은 단순히 채소 섭취를 돕는 것에서 끝나지 않는다. 어릴 때부터 건강한 장 환경을 만들어주면 심리적, 인지적 발달에도 긍정적인 영향을 미친다. 나 역시 어릴 적 고질적인 변비로 고생했는데, 그때 채소 듬뿍 스무디를 마셨더라면 얼마나 좋았을까 생각해본다.

7 | 재료의 비율과 양을 꼭 맞춰야 하나요?

스무디를 만들 때 각 재료의 양을 완벽하게 맞출 필요는 없다. 하지만 제시된 레시피는 맛, 당 함유량, 그리고 화장실 가는 데 도움이 되는지까지 여러 번의 테스트를 거쳐 완성된 것이다. 따라서 가급적 레시피를 따르는 것을 추천한다. 자유롭게 재료를 넣어보고는 맛이 없었다며 "이제는 무조건 레시피만 믿는다!"라고 다짐한 후기를 남긴 분도 있었다. 저울은 저렴한 가격에 구매할 수 있고, 다양한 요리에 활용할 수 있으니 하나 장만해 두는 것도 좋은 선택이다.

8 | 채소는 아무거나 넣어도 되나요?

모든 스무디의 베이스는 '십자화과 채소'라는 점을 기억하자. 실리콘밸리 사업가 출신인 데이브 아스프리는 저서 《최강의 식사》에서 몸과 노화의 최적화를 목표로 한 식단과 생활 습관을 제안하고 있다. 저자는 채소를 7등급으로 나누어 설명하는데, 1등급에는 청경채, 브로콜리, 방울양배추, 콜리플라워, 샐러리, 오이 등이 포함된다.* 이 중에서 샐러리와 오이를 제외한 나머지 채소들의 공통점이 무엇인지 아는가? 바로 '십자화과 채소'라는 것이다. 십자화과 채소는 몸과 뇌에 최상의 영양을 공급하는 식품으로, '채소의 왕'으로도 불린다.

특히 십자화과 채소에는 인돌-3-카비놀이라는 강력한 항염 성분이 들어 있다. 이 성분은 체내에서 해로운 에스트로겐의 배출을 도와 호르몬 균형을 맞추는 데 큰 역할을 한다. 시중에서 인돌-3-카비놀 추출물이 영양제로 판매될 정도인데, 개인적으로 특정 성분을 추출한 영양제보다 전체 채소를 섭취하는 것이 훨씬 낫다고 본다. 하나의 채소에는 수많은 피토케미컬(phytochemical)**이 포함되어 있고, 이들이 우리 몸에 들어와 상호 작용을 할 때 비로소 최상의 효과를 발휘하기 때문이다. 값비싼 영양제를 여러 개 챙기기보다, 베르베르 스무디 한 잔으로 내 몸의 기본을 다져보자.

9 | 채소는 꼭 익혀서 사용해야 하나요?

채소는 반드시 익혀 사용해야 한다. 채소를 익혀 먹으면 좋은

---

* 데이브 아스프리 저, 정세영 역, 《최강의 식사》, 앵글북스, 2017
** 피토케미컬(phytochemical)은 식물이 해충이나 자외선 같은 외부 자극으로부터 자신을 보호하기 위해 만들어내는 천연 물질로, 과일과 채소에 풍부하게 들어 있다. 이러한 물질은 항산화, 면역력 증진 등 인체에 여러 이로운 효과를 주는 것으로 알려져 있다.

이유는 주로 소화와 흡수 때문이다. 생채소는 장에 가스가 차거나 소화에 부담을 줄 수 있다. 하지만 채소를 가열하면 세포벽이 부드러워지고 쉽게 분해되어, 소화와 영양 흡수 면에서 유리해진다. 해당 과정이 번거롭게 느껴질 수도 있지만, 이왕 건강을 위해 마신다면 조금 더 신경 써보자.

10 | 냉동 채소를 사용해도 되나요?

냉동 채소와 과일이 건강에 좋지 않다는 인식을 가진 분들이 많은데 오해에 불과하다. 일반적으로 냉동 채소는 수확 후 미생물의 성장을 억제하고 색을 유지하기 위해 살짝 데친 후 바로 급속 냉동 과정을 거친다. 오히려 냉장 상태로 오래 유통하는 것보다 더 많은 영양소가 보존될 수 있다. 냉동 과일 역시 마찬가지다. 따라서 저렴하고 편리한 냉동 채소를 써도 좋다. 유일한 단점이 있다면 바로 식감인데, 어차피 갈아 마실 것이기 때문에 크게 걱정하지 않아도 된다.

11 | 과일을 더 많이 넣어도 되나요?

과일은 '거들 뿐'이라는 점을 기억하자. 물론 아무리 몸에 좋은 음식이라도 맛이 없으면 먹기 힘들다. 사람들은 채소가 건강에 좋다는 사실은 알지만, 그 맛에 적응하지 못해 즐기지 못하는 경우가 많다. 스무디는 꾸준히 마셔야 효과를 볼 수 있는데, 어릴 적 먹던 한약처럼 코 잡고 억지로 마셔야 한다면 지속하기 힘들다. 결국 꾸준히 먹으려면 '맛'이 있어야 하고 과일의 도움이 필요하다.

오늘날 많은 사람이 과일의 위험성에 관해 말한다. 과일의 과당은 몸에서 에너지원으로 활용되지 못하고 간에 쌓여 '지방간'이 되면서 우리 몸에 해를 끼친다는 무시무시한 이야기를 한다. 하지만 과일은 잘못이 없다. 적당량 즐기면 과일에 포함된 영양소를 얼마든지 우리 몸에 이롭게 활용할 수 있다. 이에 초심자용 스무디부터 채소 고수용 스무디까지 레시피를 골고루 준비했다. 역시나 과일

스무디	열량(kcal)	총당류(g)
오리지널 그린 스무디	44.8	7.9
그린 스무디2	81.2	5.5
두부그린 스무디	80.7	4.6
퍼플 스무디	53	9.1
블랙 스무디	86.7	8.8
핑크비트 스무디	52.2	10.7
레드벨벳 스무디	33.4	1.8
핑크사과 스무디	59.9	12.1
골드 스무디	59.2	10
뿡뿡이 스무디	60.7	9.7
꿀피부 스무디	76.8	14.1
굿모닝 스무디	107	5.1

▲ 베르베르 스무디별 영양 성분 (표기된 열량과 총당류는 스무디 용량 250mL 기준)

만 잔뜩 갈아넣은 새콤달콤 스무디는 섭취에 주의하는 편이 좋다. 베르베르 스무디의 레시피별 당 함유량은 제시한 표(114쪽)와 같다. 식품의약품안전처가 제공하는 식품영양성분 데이터베이스의 자료를 기반으로 계산했으며, 실제와 오차가 있을 수 있다.*

그렇다면 당 섭취를 엄격히 제한해야 하는 당뇨 환자들에게 제시되는 과일 섭취량은 어떨까? 대한당뇨병학회 공식 지침에 따르면 '과일군 1교환단위에 들어 있는 영양소는 당질 12g'이다.** 혈당 이슈가 있는 성인(기초 대사량 1,600kcal까지)에게는 하루에 한 단위만 섭취할 것을 권장하고 있다. 베르베르 스무디 1회 분량에 들어 있는 총당류는 당뇨 환자에게 제시되는 과일 1교환단위보다도 적다는 것을 확인할 수 있다(핑크사과, 꿀피부 스무디 제외).

12 | 코코넛워터는 꼭 넣어야 하나요?

코코넛워터는 특유의 맛으로 호불호가 갈릴 수 있지만, 그 효능은 무시할 수 없다. 칼륨과 미네랄이 풍부해 체내 나트륨 배출을 돕고, 부기 제거에 탁월하며, 특히 라우르산 성분이 포함되어 있어

---

* 식품의약품안전처, 식품영양성분 DB, 2025.01.02., https://various.foodsafetykorea. go.kr
** 대한당뇨병학회, [당뇨병과 식생활] - [즐거운 식사계획] - [6가지 식품군] - [과일군], https://t.ly/5b2aE

건강에 중요한 역할을 한다. 라우르산은 항바이러스, 항균 작용을 통해 면역 체계를 강화하고 염증을 완화하는 데 도움을 준다. 다만, 코코넛워터에는 소량의 당분이 포함되어 있으므로 당 섭취를 조절해야 하는 사람이라면 같은 양의 물로 대체해도 충분히 맛있고 건강하게 즐길 수 있다.

13 | 아몬드유만 사용해야 하나요?

꼭 아몬드유만 고집할 필요는 없다. 다른 대체 우유를 사용해도 무방하다. 다만, 시중에 판매되는 아몬드유나 오트유에는 식품 첨가물이 포함되어 있을 가능성이 높다. 식품 첨가물은 인체에 무해하다고 알려져 있지만, 장 건강에는 악영향을 미칠 수 있다.

집에서 직접 아몬드유를 만드는 방법도 있다. 물 200mL에 아몬드 한 줌을 넣고 갈아주면 신선한 아몬드유를 손쉽게 만들 수 있다. 시중 제품을 구매하지 않고도 건강하고 간편하게 활용할 수 있으니 한번 도전해보자.

• • •

스무디 라이프는 시작할 때 약간의 준비가 필요하지만, 그 과정에서 더 건강하고 편리한 습관을 만들어갈 수 있다. 무엇보다 중요한 것은 자신에게 맞는 방법을 찾아 꾸준히 실천하는 것이다.

● 스무디 라이프를 시작하기 위한 도구

"베르베르 님, 팔로우한 지 벌써 6개월인데 그동안 눈팅만 했어요. 이제 진짜 스무디 라이프를 시작해보려고요. 뭐부터 사야 할까요?"

나도 처음 스무디를 시작할 때 무엇을 준비해야 할지 몰라 헤맸던 기억이 난다. 다행히 뭔가 대단한 준비물이 필요한 것은 아니다. 스무디 라이프를 시작하려는 분들을 위해 꼭 필요한 도구 네 가지를 소개한다.

1 | 믹서

내 첫 믹서는 자취 시절 사용했던 3만 원짜리 믹서였다. 성능이 그리 뛰어나지 않았지만, 나름대로 스무디 라이프를 시작하기엔 충분했다. 다만, 믹서의 성능에 따라 같은 재료로 만든 스무디도 결과물이 다를 수 있다. 성능이 약한 믹서는 채소나 과일 건더기를 덜 갈아서 덩어리가 남기도 하는데, 걱정하지 말자. 목 넘김이 다소 불편하더라도 건더기를 걸러내지 않는 것이 핵심이다. 섬유질이 풍부한 건더기는 장 건강에 큰 도움이 되기 때문이다. 물론, 스무디 라이프를 꾸준히 지속하다 보면 좀 더 좋은 성능의 믹서가 탐나기 마련이다. 처음부터 고가의 믹서를 사기 부담스럽다면, 가성비 좋은 제품으로 시작해도 충분하다.

2 | 찜기

베르베르 스무디의 특징 중 하나는 채소를 쪄서 준비한다는 것이다. 채소를 쪄내면 소화 흡수율이 높아지고 특유의 쓴맛도 줄어든다. 문제는 물을 끓이고 찜기를 올리는 과정에서 귀찮음을 느껴 포기하는 사람들이 많다는 점인데, 찜기가 있으면 채소를 데치는 과정이 간단해지니 하나 장만하면 절대 후회하지 않을 것이다. 요즘에는 전자레인지용 실리콘 혹은 유리 찜기가 많이 나오는데, 이런 제품은 사용과 세척이 간편해 활용도가 높다.

3 | 밀프렙 용기

채소와 과일을 매번 손질하려고 하면 번거로움에 결국 스무디 라이프를 포기하게 된다. 그래서 밀프렙이 중요하다. 한 번에 넉넉한 양의 채소와 과일을 손질한 뒤, 1회 분량씩 소분해 냉동해두자. 이렇게 준비하면 마시기 전에 믹서에 넣고 갈기만 하면 끝이다. 시간도 절약되고 신선한 스무디를 매일 즐길 수 있다. 밀프렙 용기는 냉동이 가능한 것으로 3~5개 정도 준비하면 충분하다. 투명 용기를 사용하면 안에 든 재료를 한눈에 확인할 수 있어 더욱 편리하다.

4 | 밀폐 유리병

스무디를 매번 갈아서 바로 마시는 것도 좋지만, 한 번에 넉넉히 만들어 밀폐 유리병에 담아 보관하면 시간과 노력을 훨씬 더 절약할 수 있다. 이렇게 냉장 보관을 해둔 스무디는 4~5일 정도 신선함을 유지한다.

밀폐 유리병 중 내가 애용하는 것은 바로 K-REX 유리병이다. 처음에는 예쁘고 가성비가 좋아서 샀는데, 나중에 실험실에서 시약을 담는 병이라는 사실을 알고 깜짝 놀랐다. 어쨌든 병 자체가 단단하고 밀폐력이 좋아서 스무디 보관용으로 딱이다. 그런데 이 병은 이제 나만의 아이템이 아니다. 수만 명의 사람들이 같은 병을 사용하며, 단순한 보관 용기를 넘어 스무디 라이프를 대표하는 하나의 아이콘처럼 자리 잡았다. 예쁘고 실용적인 도구 하나가 스무디 마시기를 더욱 즐겁게 만들어주는 건 덤이다.

• • •

스무디 라이프를 시작하는 데 많은 장비가 필요한 것은 아니다. 작고 간단한 도구 몇 가지만 있어도 충분하다. 중요한 건 도구보다 시작하는 마음이다. 첫 스무디 한 잔이 여러분의 하루를 얼마나 건강하고 행복하게 만들어줄지 기대해보자!

베르베르
스무디 레시피 모음

● 오리지널 그린 스무디 : 스무디의 시작과 끝

채소를 좋아하든 싫어하든, 누구나 한 번쯤 시도해봐야 할 스무디가 있다. 바로 '베르베르 오리지널 그린 스무디'이다. 스무디 입문자에게 가장 먼저 추천하는 이 레시피는 가볍고 상쾌한 맛으로 많은 사랑을 받고 있다. 주재료는 역시나 케일, 양배추 같은 십자화과 채소다. 여기에 염증을 줄이는 효과가 탁월한 샐러리와 오이, 사과, 그리고 레몬즙이 더해져 산뜻하고 상쾌한 조화를 이룬다.

오리지널 그린 스무디는 채소의 맛을 싫어하는 사람들에게도 추천한다. "채소는 풀맛이라서 못 먹겠어요."라고 말하는 사람도

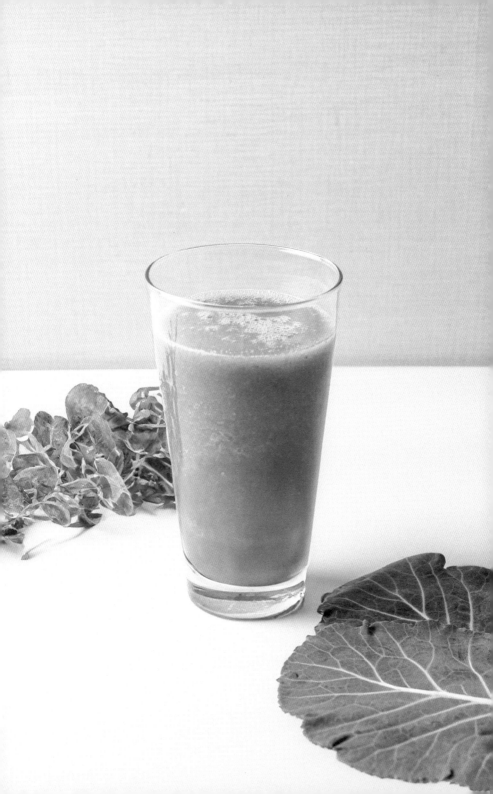

잠시 편견을 내려놓고 시도해보기를 당부하고 싶다. 채소 본연의 풍미와 사과의 은은한 단맛, 레몬즙의 상큼함이 어우러져 처음 한 모금에 깜짝 놀랄 정도로 맛있고 상쾌하다. 맛뿐 아니라 효과도 좋다.

다만 주의할 점이 있다. 간혹 장 활동을 지나치게 원활히 해주는 나머지, 화장실을 자주 가게 될 수 있다는 사실! 200mL부터 시작해서 양을 점점 늘리며 적응해보자. 오리지널 그린 스무디의 진가를 느낄 수 있을 것이다. 복잡한 몸 상태나 여러 고민을 이 스무디 한 잔으로 싹 정리해주는 느낌이라며 '삭제 스무디'라는 영광스러운 별명까지 얻었으니 말이다.

오리지널 그린 스무디

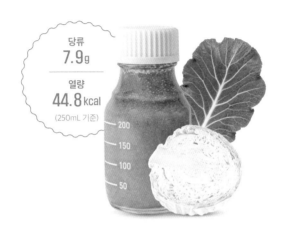

당류
7.9g

열량
44.8kcal

(250mL 기준)

(600~800mL 기준)

재료

☐ 찐 케일(즙용) 1장(약 30~40g)

☐ 찐 양배추 40g

☐ 샐러리 30g

☐ 오이 1/2개

☐ 사과 1/2개

☐ 레몬즙 1큰술(약 15mL)

☐ 코코넛워터(또는 물) 200mL

☐ 물(또는 얼음) 100mL~

TIP

• 찐 재료는 찌고 난 후의 양으로 표기했다(모든 스무디 레시피 동일).

• 즙용 케일이라면 1장, 쌈용 케일이라면 2~3장 넣어 양을 맞춘다.

• 물은 농도 조절용이므로 취향에 따라 더 넣거나 덜 넣는다.

• 취향에 따라 알룰로스 1~2큰술을 추가해 단맛을 더해도 된다.

● 그린 스무디2 : 더욱 부드러운 맛을 원한다면

　부드럽고 속 편한 그린 스무디를 원한다면, 두 번째 버전인 그린 스무디2를 추천한다. 오리지널 그린 스무디와 마찬가지로 영양이 풍부한 것은 물론, 고소하고 은은한 단맛을 즐길 수 있다.

　특히 애호박은 위에 부담을 주지 않는 부드러운 식감과 소화에 좋은 성분을 포함하고 있어, 속이 편안한 스무디를 만들기에 적합하다. 애호박에는 펙틴과 같은 수용성 식이섬유가 들어 있어 위 점막을 보호하고, 소화를 촉진하는 데 도움을 준다. 또한 수분 함량이 높아 장 건강에도 이로운 영향을 미친다.

　그린 스무디2에는 땅콩버터를 넣는데, 땅콩버터와 같은 건강한 지방은 소화를 천천히 진행시켜 탄수화물의 흡수를 완만하게 만든다. 덕분에 혈당이 급격히 오르는 것을 막아주고, 포만감도 오래 지속된다. 또한 땅콩버터 특유의 고소한 풍미가 더해져 스무디 맛을 한층 부드럽고 풍성하게 만들어준다. 땅콩버터는 선택 사항이지만, 약간만 더해도 맛이 확 달라지니 가능하면 추가해보길 추천한다.

그린 스무디2

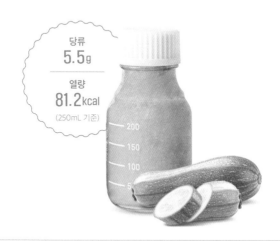

당류
5.5g
———
열량
81.2kcal
(250mL 기준)

(600mL 기준)

재료

☐ 찐 케일(즙용) 1장(약 30~40g)   ☐ 땅콩버터 1작은술(약 10g)

☐ 찐 양배추 80g   ☐ 아몬드브리즈(또는 우유) 200mL

☐ 찐 애호박 100g   ☐ 물(또는 얼음) 100mL~

☐ 바나나 1/2개(약 50g)

TIP

• 즙용 케일이라면 1장, 쌈용 케일이라면 2~3장 넣어 양을 맞춘다.

• 바나나는 취향에 따라 더 넣거나 덜 넣어도 된다.

• 물은 농도 조절용이므로 취향에 따라 더 넣거나 덜 넣는다.

• 취향에 따라 알룰로스 1~2큰술을 추가해 단맛을 더해도 된다.

● 두부그린 스무디 : 단백질 듬뿍, 고소하고 든든한 맛

두부그린 스무디는 식물 단백질을 보충할 수 있어 더욱 균형 잡힌 한 끼를 섭취할 수 있다. 재료만 보면 낯설게 느껴질 수 있지만, 맛도 좋고 소화가 잘되어 위에 부담을 주지 않으므로 속이 예민한 사람에게 특히 추천하는 조합이다.

두부는 어떤 종류를 사용해도 좋다. 종류에 따라 맛과 질감이 달라지는데, 단단한 두부(부침용, 찌개용 등)를 사용하면 두부 특유의 맛이 더 진하게 느껴지고 순두부를 사용하면 훨씬 부드럽고 은은한 맛을 낼 수 있다. 두부의 맛이 부담스럽다면 순두부를 선택하는 것이 좋고, 고소한 풍미를 원한다면 단단한 두부를 선택한다. 취향에 맞게 골라보자.

다만, 두부가 들어간 만큼 보관 기간이 짧아 다른 스무디보다 빨리 섭취해야 한다. 시간이 지나면 두부의 맛과 식감이 변할 수 있기 때문이다. 만들고 나서 최대한 빠르게 마시는 것이 가장 좋다.

보관 기간은 짧아도 한 잔으로 단백질과 채소, 과일을 동시에 섭취할 수 있는 두부그린 스무디, 건강한 하루를 시작하기에 맞춤이다.

두부그린 스무디

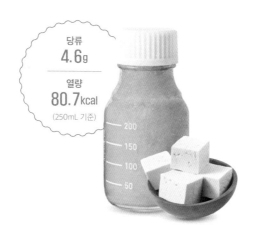

당류
4.6g
―――
열량
80.7kcal
(250mL 기준)

(1L 기준)

재료

- ☐ 순두부 400g
- ☐ 찐 브로콜리 60g
- ☐ 찐 양배추 50g
- ☐ 바나나 1개(약 100g)
- ☐ 아몬드브리즈(또는 우유) 200mL
- ☐ 물(또는 얼음) 100mL~

TIP

- 두부를 넣은 스무디는 보관 기간이 짧다. 가급적이면 만든 당일 또는 다음 날까지 먹고, 만든 날을 기준으로 적어도 이틀 내에는 모두 섭취하기를 권장한다.
- 물은 농도 조절용이므로 취향에 따라 더 넣거나 덜 넣는다.
- 취향에 따라 알룰로스 1~2큰술을 추가해 단맛을 더해도 된다.

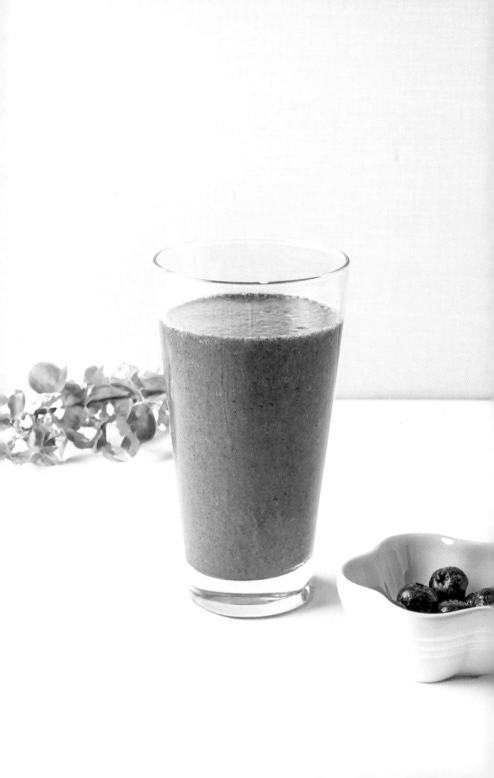

● 퍼플/블랙 스무디 : 온 가족 입맛 사로잡은 스무디

"저는 채소를 잘 못 먹는데 어떤 스무디가 좋을까요?"

"우리 아이가 채소 편식이 심해요. 초록색만 봐도 거부할 정도예요. 어느 것부터 시도할까요?"

채소를 싫어하는 아이와 어른, 모두를 위한 스무디가 있다. 바로 퍼플 스무디와 블랙 스무디다. 이 두 가지 스무디는 진입 장벽이 낮아 채소 초보자에게 적합하며, 특히 온 가족이 함께 즐길 수 있는 맛을 자랑한다. 재료 준비도 비교적 간단한 편이라 매일 만들어 마시기에 부담이 없다.

퍼플 스무디는 '비염 스무디'라고도 불린다. 비염 증상 개선 후기가 특별히 많아서인데, 많은 이유가 있다. 바로 퀘르세틴과 브로멜라인이라는 두 가지 성분 덕분이다. 퀘르세틴은 식물 기반의 항산화 물질이 풍부한 피토케미컬로, 알레르기 증상 개선에 도움을 준다. 주로 적양파, 케일, 브로콜리, 베리류에 많다. 퀘르세틴의 흡수를 도와주는 물질이 '브로멜라인'인데 이는 파인애플의 효소다. 퍼플 스무디는 단순히 맛있는 음료가 아닌, 비염 영양제에서 강조하는 성분들뿐 아니라 다양한 항산화 물질과 비타민, 미네랄을 함께 섭취할 수 있는 건강 종합 선물 세트 같은 존재다.

또한 블랙 스무디는 외관만 보면 정말 '초코우유' 같다. 초록빛

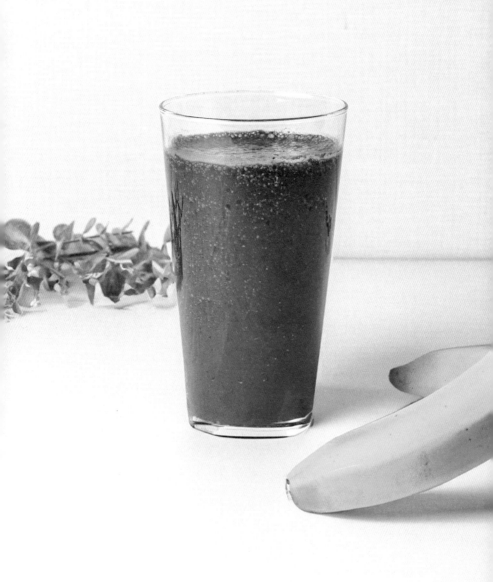

채소의 흔적이 전혀 없어 아이들도 별다른 의심 없이 마시게 된다. "이게 정말 건강에 좋은 거 맞아?"라고 반문하게 될 정도로 맛있다. 맛있고, 효과까지 다 챙긴 블랙 스무디는 채소 섭취가 어려운 사람들에게 최적의 선택이다.

퍼플 스무디는 상쾌함으로, 블랙 스무디는 달콤함으로 채소의 편견을 허물어준다. 아이들과 어른들 모두, 하루 한 잔으로 가족의 건강을 지키는 첫걸음을 내디뎌보자.

RECIPE

퍼플 스무디

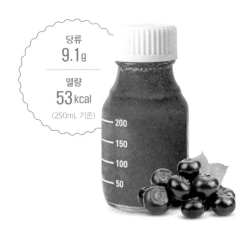

당류
9.1g

열량
53kcal

(250mL 기준)

(800mL 기준)

재료

- ☐ 찐 케일(즙용) 1장(약 30~40g)
- ☐ 찐 양배추 80g
- ☐ 파인애플 90g
- ☐ 냉동 블루베리 100g
- ☐ 레몬즙 1큰술(약 15mL)
- ☐ 코코넛워터(또는 물) 200mL
- ☐ 물(또는 얼음) 200mL~

TIP

- 즙용 케일이라면 1장, 쌈용 케일이라면 2~3장 넣어 양을 맞춘다.
- 물은 농도 조절용이므로 취향에 따라 더 넣거나 덜 넣는다.

블랙 스무디

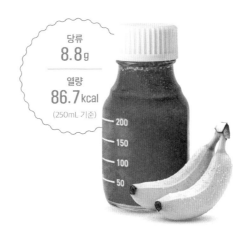

당류
8.8g
─────
열량
86.7kcal
(250mL 기준)

(600mL 기준)

재료

□ 찐 케일(즙용) 1장(약 30~40g)

□ 바나나 1개(약 100g)

□ 냉동 블루베리 100g

□ 무가당 코코아파우더 2큰술
(약 20g)

□ 아몬드브리즈(또는 우유) 200mL

□ 물(또는 얼음) 100mL~

TIP

• 즙용 케일이라면 1장, 쌈용 케일이라면 2~3장 넣어 양을 맞춘다.

• 바나나는 1/2개만 넣어도 단맛을 은은하게 느낄 수 있어 좋다.

• 무가당 코코아파우더는 발로나 또는 허쉬 제품을 추천한다.

• 취향에 따라 알룰로스 1~2큰술을 추가해 단맛을 더해도 된다.

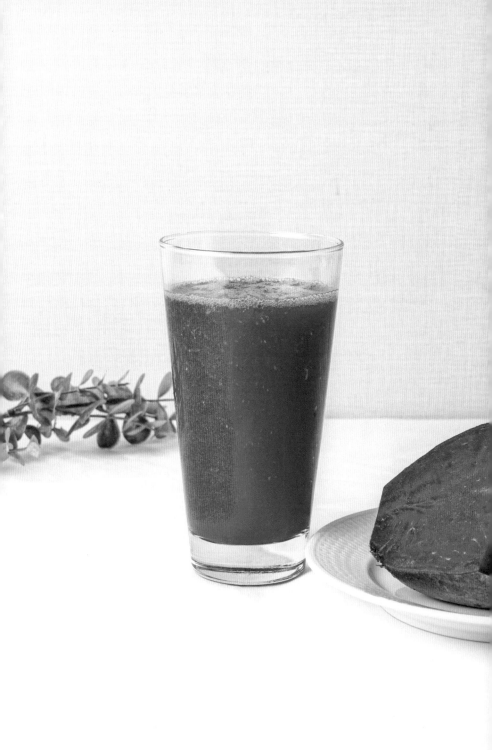

● 핑크비트/레드벨벳 스무디 : 호르몬 스무디의 대명사

여성 질환 관련하여 유독 후기가 많은 두 스무디가 있다. 바로 핑크비트 스무디와 레드벨벳 스무디다.

"생리통이 많이 줄었고, 이번에 병원 가서 검사했더니 근종이 2cm로 줄었다고 하더라고요. 너무너무 감사한 마음에 연락드립니다."

"저는 다낭성난소증후군인데, 베르베르 님이 레드벨벳 스무디 올려주신 후부터 진짜 매일 꾸준히 먹고 있거든요. 효과가 너무 좋아요. 심하던 생리통도, 다낭성난소증후군 때문에 불규칙했던 생리 주기도 다 정말 좋아졌어요."

"스테로이드 부작용으로 생리 중단을 겪고 있었습니다. 최소 3~6개월은 지나야 돌아온다고 했는데, 레드벨벳 스무디 마신 지 한 달 만에 양쪽으로 전부 배란되고 생리통도 거의 없이 대자연이 돌아왔습니다."

"8개월 이상 생리 불순을 겪고, 마지막 3개월 동안은 무월경으로 생리 유도 주사도 맞았는데 소용없었어요. 그런데 레드벨벳 스무디 한 달 챙겨 먹고 생리를 다시 시작했고, 주기도 정확해졌습니다."

사연자의 허락을 맡고 공개한 수많은 인스타그램 메시지의 일

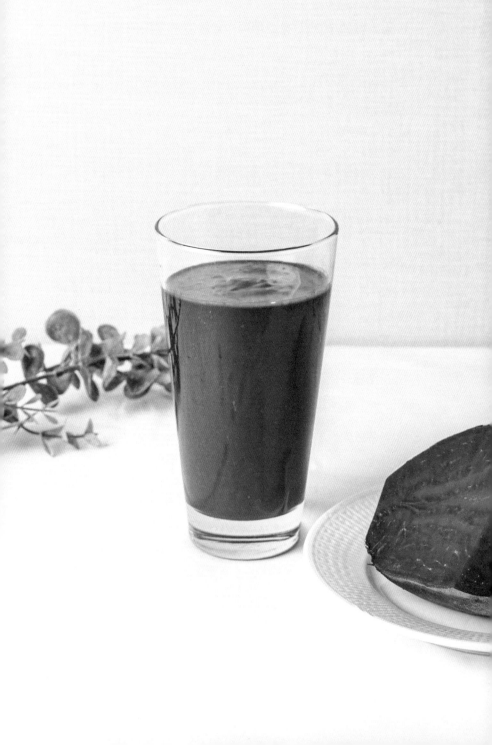

부다. 두 스무디에는 공통적으로 '비트'가 들어간다. 비트는 간 해독에 탁월한 역할을 해주는데, 비트에 포함된 '베타인' 성분 덕이다. 베타인은 간에서 독소를 분해하고 제거하는 기능을 지원하면서, 여성 호르몬인 에스트로겐을 해독하고 배출하는 데 도움을 준다. 이러한 원리로 호르몬 조절에 긍정적인 영향을 미친 것이다.

하지만 비트가 몸에 좋다고 하여 지나치게 섭취하는 것은 주의해야 한다. 비트의 하루 권장량은 100~150g이며, 생으로 섭취하거나 과량 섭취하면 배탈을 유발할 수 있으므로 찌거나 데쳐 옥살산*을 줄이는 것이 좋다. 베르베르 스무디 한 잔에는 약 40~60g의 비트가 들어가는데, 일반적인 수준에서는 걱정할 필요가 없다. 그러나 결석 위험이 큰 사람이라면 적절한 섭취량을 지키는 것이 중요하다.

---

*　옥살산(oxalic)은 시금치, 케일, 아몬드 같은 식물성 식품에 들어 있는 천연 화합물로, 체내에서 칼슘과 결합해 결석을 형성할 수 있다. 건강한 사람이라면 큰 문제가 되지 않지만, 신장 결석이 있거나 옥살산에 민감한 경우 섭취량을 조절하는 것이 좋다. 다만, 옥살산 함량이 높은 채소는 데치거나 충분히 익히면 옥살산을 줄일 수 있다.

핑크비트 스무디

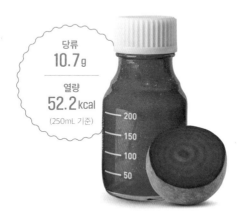

당류
10.7g

열량
52.2kcal
(250mL 기준)

(700mL 기준)

재료

☐ 찐 당근 80g
☐ 찐 양배추 100g
☐ 찐 비트 50g
☐ 토마토 1개(약 200g)

☐ 레몬즙 1큰술(약 15mL)
☐ 코코넛워터(또는 물) 200mL
☐ 물(또는 얼음) 200mL~

TIP

• 물은 농도 조절용이므로 취향에 따라 더 넣거나 덜 넣는다.
• 올리브오일 1큰술을 추가하면 맛과 영양이 더욱 향상된다.
• 취향에 따라 알룰로스 1~2큰술을 추가해 단맛을 더해도 된다.

레드벨벳 스무디

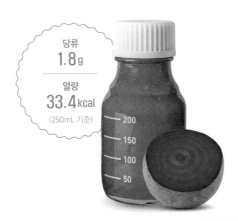

당류
1.8g

열량
33.4kcal

(250mL 기준)

(1.2L 기준)

재료

☐ 찐 비트 120g

☐ 찐 브로콜리(콜리플라워) 100g

☐ 찐 케일(즙용) 1장(약 30~40g)

☐ 무가당 코코아파우더 2큰술
　(약 20g)

☐ 아몬드브리즈(또는 우유) 300mL

☐ 물(또는 얼음) 400mL~

TIP

• 즙용 케일이라면 1장, 쌈용 케일이라면 2~3장 넣어 양을 맞춘다.

• 아몬드브리즈 300mL는 물 200mL와 견과류 한 줌으로 대체 가능하다.

• 물은 농도 조절용이므로 취향에 따라 더 넣거나 덜 넣는다.

• 취향에 따라 알룰로스 1~2큰술을 추가해 단맛을 더해도 된다.

• 취향에 따라 푹 익은 바나나 1개를 추가해도 좋다.

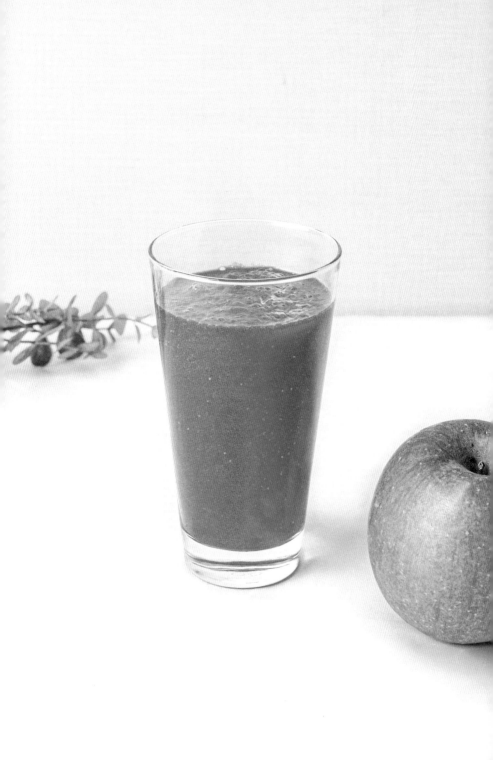

● 핑크사과 스무디 : 맛 좋은 업그레이드 ABC 주스

한때 ABC 주스가 건강 음료로 열풍을 일으킨 적이 있다. ABC 주스란 사과(Apple), 비트(Beet), 당근(Carrot)을 주재료로 한 주스로, 각각의 첫 글자를 따서 이름을 지은 것이다. 변비 해소와 디톡스 효과로 유명했는데, 유행하는 건 뭐든 내 몸으로 직접 실험해보는 내가 그냥 지나칠 리 없었다. 한동안 열심히 만들어 마셔봤다. 그런데 솔직히 말하자면, 화장실을 잘 간다거나 하는 가시적인 효과는 전혀 느끼지 못했다. 맛도 문제였다. 사과와 비트가 주는 그 뻑뻑한 식감이 내 취향에는 썩 맞지 않았다.

그래서 또 나의 실험 정신이 발동했다. ABC 주스를 해체하고, 나만의 스무디를 개발해보기로 했다. 이렇게 탄생한 것이 바로 '베르베르 핑크 스무디'다. 기존 ABC 주스의 비트를 과감히 빼고, 십자화과 채소인 양배추의 양을 대폭 늘렸다. 그리고 비트 대신 토마토를 넣었다. 비트를 제외한 이유는 간단하다. 비트는 뿌리채소라 당 함량이 높은데, 사과와 함께 먹으면 당 섭취량이 과할 것 같았기 때문이다. 대신 토마토는 당 함량 낮으면서도 항산화 물질인 라이코펜이 풍부해, 건강한 대체재로 완벽했다.

여기에 또 하나의 영감은 스위스 벤나 병원(Benna Klinik)에서 매일 아침 환자들에게 제공한다는 '벤나 주스'였다. 삶은 당근과 사과를 1:1 비율로 갈아 만든 주스인데, 면역력 강화와 항산화 효과로 유명하다고 한다. ABC 주스와 벤나 주스의 철학을 참고해 재구성된 베르베르 핑크 스무디는 기존 ABC 주스보다 당 부담은 낮고, 십자화과 채소와 토마토 덕분에 영양소는 더욱 풍부해졌다.

혹시 나처럼 실험 정신이 투철한 사람이라면, 직접 만들어보고 자신만의 버전으로 재탄생시켜보는 것도 좋은 방법이다. 건강 습관이란 결국 재미와 맛이 어우러질 때 더 오래 지속될 수 있으니 말이다.

핑크사과 스무디

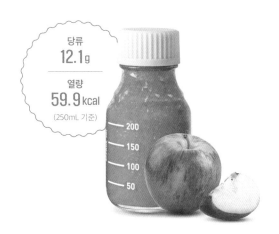

당류
12.1g

열량
59.9kcal

(250mL 기준)

(800mL 기준)

재료

☐ 찐 당근 80g

☐ 찐 양배추 100g

☐ 토마토 1개(약 200g)

☐ 사과 1/2개

☐ 레몬즙 1큰술(약 15mL)

☐ 코코넛워터(또는 물) 200mL

☐ 물(또는 얼음) 200mL~

TIP

• 물은 농도 조절용이므로 취향에 따라 더 넣거나 덜 넣는다.

• 올리브오일 1큰술을 추가하면 맛과 영양이 더욱 향상된다.

• 취향에 따라 알룰로스 1~2큰술을 추가해 단맛을 더해도 된다.

• 흰 양배추는 적양배추로 대체할 수 있다.

● 골드 스무디 : 비타민 폭발, 상큼하고 달콤한 맛

골드 스무디는 비타민이 풍부한 과일과 십자화과 채소를 활용해, 면역력을 높이는 데 도움을 준다. 귤과 파인애플이 상큼한 단맛을 더해주고 채소와 잘 어우러지므로, 채소가 많이 들어간 스무디가 낯선 사람도 부담 없이 마실 수 있다.

이 조합이 특별한 이유는 비타민 C, 항산화 성분, 장 건강을 돕는 영양소가 조화롭게 균형을 이루기 때문이다. 귤과 파인애플은 비타민 C가 풍부해 면역력을 강화하고, 활성 산소를 줄이는 데 도움을 준다. 특히 파인애플에는 브로멜라인이라는 효소가 들어 있어 소화를 돕고, 염증을 완화하는 효과도 기대할 수 있다.

한편, 양배추와 콜리플라워는 쪄서 먹으면 생으로 먹을 때보다 소화가 더 잘되고, 위장 보호에도 도움을 준다.

골드 스무디

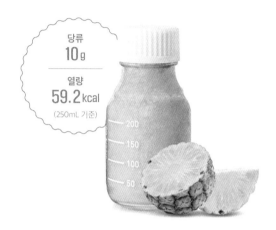

당류
10g

___

열량
59.2kcal

(250mL 기준)

(600mL 기준)

재료

- ☐ 찐 양배추 50g
- ☐ 찐 콜리플라워 80g
- ☐ 귤(또는 오렌지) 1개(약 100g)
- ☐ 파인애플 90g

- ☐ 레몬즙 1큰술(약 15mL)
- ☐ 코코넛워터(또는 물) 200mL
- ☐ 물(또는 얼음) 200mL~

TIP

- · 과일의 정확한 양은 중요하지 않다. 과하지 않게 취향껏 가감하자.
- · 물은 농도 조절용이므로 취향에 따라 더 넣거나 덜 넣는다.
- · 취향에 따라 알룰로스 1~2큰술을 추가해 단맛을 더해도 된다.

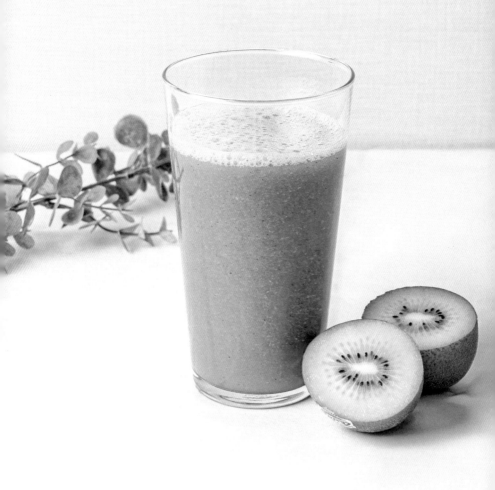

● 뿡뿡이 스무디 : 예민한 장을 위한 속 편한 쾌변 주스

우리 몸에 꼭 필요한 식이섬유는 장 건강을 돕고, 편안한 배변을 하는 데 꼭 필요하다. 그런데 모든 사람에게 똑같이 작용하지는 않는다. 무엇을 얼마나 먹느냐에 따라 식이섬유는 고마운 친구가 될 수도, 불편한 불청객이 될 수도 있다. 특히 평소 배에 가스가 잘 차고 더부룩함을 자주 느끼거나, 설사와 변비가 번갈아 찾아오는 등 불편함을 겪는 상황이라면 식이섬유 선택에 조금 더 신경을 써주는 편이 좋다. 바로 '포드맵(FODMAP)'이라는 성분 때문이다.

포드맵이란 장에서 잘 흡수되지 않고, 장 속에 남아 발효되기 쉬운 특정 탄수화물을 말한다. 먹이가 많아진 박테리아는 마치 잔치를 벌이듯 발효가 일어나는데, 그 과정에서 가스가 생기고 심한 경우 장 증상을 악화시키기도 한다. 그렇다고 포드맵이 무조건 나쁜 게 아니다. 장이 건강한 경우 고포드맵(High-FODMAP)을 섭취해도 큰 이상이 없지만, 장이 민감한 사람들에겐 스트레스를 부를 수 있는 성분이다.

고포드맵의 대표적인 식품은 다음과 같다.

- **유당 함량 높은 우유, 치즈, 아이스크림 등**
- **과당 함량이 높은 사과, 배, 망고, 건조 과일, 아스파라거스, 꿀, 과일 주스 등**

- 폴리올(소르비톨, 만니톨, 자일리톨 등) 함량이 높은 옥수수, 사과, 배, 블랙베리, 콜리플라워, 버섯 등
- 프룩탄 함량이 높은 양파, 양배추, 마늘 등
- 갈락토올리고당 함량이 높은 콩류, 견과류 등

최근에는 이런 고포드맵 탄수화물을 제한하는 '저포드맵(Low-FODMAP) 식단'을 시도하는 경우도 많다. 그러나 아무리 저포드맵이라고 해도 많은 양을 섭취하면 역시 부담이 될 수 있다. 처음에는 소량으로 시작해서, 증상을 살피며 점차 고포드맵 식품을 조금씩 추가하는 방식이 좋다.*

유독 예민한 장으로 고생하는 분들을 위해 개발한 레시피가 '뿡뿡이 스무디'다. 포드맵을 조절하는 식단은 그저 불편한 증상을 줄이는 것에 그치지 않는다. 꾸준히 실천하다 보면, 장 속에 좋은 균들이 자리 잡게 되고 몸도 자연스레 균형을 찾아갈 것이다. 편안한 장에서 시작될 몸의 변화를 기대하면서 뿡뿡이 스무디를 즐겨보자.

* 에다 아카시 저, 박현숙 역, 《장내세균의 역습》, 비타북스(VITABOOKS), 2020

뿡뿡이 스무디

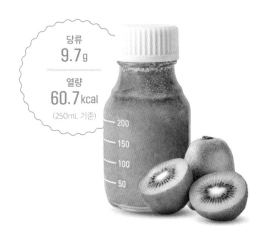

당류
9.7g
———
열량
60.7kcal

(250mL 기준)

(500mL 기준)

재료

☐ 찐 청경채 50g
☐ 양상추(또는 상추) 30g(4~5장)
☐ 키위(또는 골드키위) 1개

☐ 레몬즙 1큰술(약 15mL)
☐ 코코넛워터(또는 물) 200mL
☐ 물(또는 얼음) 200mL~

TIP

• 청경채는 찌는 대신 데쳐서 사용해도 된다.
• 레몬즙은 취향에 따라 더 넣거나 덜 넣는다.
• 물은 농도 조절용이므로 취향에 따라 더 넣거나 덜 넣는다.
• 취향에 따라 알룰로스 1~2큰술을 추가해 단맛을 더해도 된다.

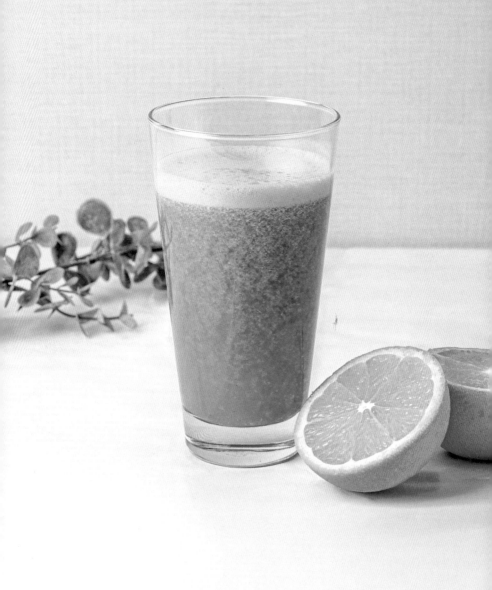

● 꿀피부 스무디 : 피부 필수 영양소 가득, 마시는 화장품

시중 화장품을 살펴보면 흥미로운 점이 있다. 우리가 일상적으로 먹는 식재료가 원재료로 쓰인 제품이 정말 많다는 것이다. 레몬, 파슬리, 당근, 녹차, 율무, 쑥 등 흔히 떠올릴 수 있는 재료만 해도 수십 가지가 넘는다. 피부에 발라서 효과를 본다면, 몸속에서 작용하도록 마시는 것도 충분히 효과가 있지 않을까? 물론 바르는 것과 마시는 것의 작용 방식은 다르겠지만 말이다. 이런 아이디어에서 탄생한 것이 바로 '베르베르 꿀피부 스무디'다.

1 | 비타민 A : 당근, 오렌지

비타민 A는 피부의 각질 주기를 정상화하는 데 필수적인 영양소다. 비타민 A가 부족하면 각질이 탈락하지 못해 좁쌀 여드름은 물론, 화농성 여드름까지 유발할 수 있다. 장기적으로는 항산화 작용을 방해하여 주름, 기미, 과색소침착 같은 피부 고민의 원인이 된다.

많은 사람이 사용하는 레티놀 세럼은 사실 비타민 A의 한 형태로, 바르는 비타민 A라고 볼 수 있다. 레티놀은 각질 주기를 정상화하고 여드름과 주름, 기미를 개선하는 데 효과적이다. 하지만 바르는 것만으로는 한계가 있다. 먹는 비타민 A도 꾸준히 섭취해야 피부 건강을 제대로 지킬 수 있다. 꿀피부 스무디에 당근과 오렌지를 넣는 이유가 바로 이 때문이다. 당근은 비타민 A가 풍부하고, 오렌지는 항산화 물질과 함께 비타민 C까지 제공하니 피부 건강에 더할 나위 없다.

2 | 비타민 C : 파슬리, 레몬

비타민 C는 피부를 맑고 탄력 있게 유지하는 데 필수적이다. 콜라겐 생성 촉진, 색소 침착 완화, 주름 예방 등의 다양한 효과를 제공한다. 레몬은 비타민 C의 대표적인 공급원이며, 파슬리는 과색소침착 개선 효과로 유명하다. 실제로 유명 화장품 브랜드가 파슬리를 주요 성분으로 내세운 제품 라인을 출시하기도 했다.

이처럼 비타민 C는 바르는 것과 함께 먹는 것도 중요하다. 꿀피부 스무디에 파슬리와 레몬을 더하면, 몸속에서 피부를 밝고 투명하게 만드는 데 효과를 발휘한다. 다만, 파슬리의 경우 특유의 향에 거부감을 느끼는 경우가 많아 처음에는 소량만 넣어 맛을 우선 확인해보자.

3 | 글루타치온 : 케일

글루타치온은 강력한 항산화제로, 독소를 제거하고 간 해독을 도우며 멜라닌 생성을 억제해 피부를 밝게 유지하는 데 중요한 역할을 한다. 글루타치온은 우리 몸에서 자연적으로 생성되지만 나이가 들수록 감소하기 때문에 요즘 시중에는 온갖 글루타치온 관련 건강기능식품이 쏟아지고 있다.

십자화과 채소(케일, 브로콜리, 양배추)는 글루타치온 생성을 촉진하는 대표적인 식재료다. 꿀피부 스무디에 케일이 꼭 들어가는 이유도 바로 이 때문이다. 흡수율 논란이 있는 건강기능식품을 섭취하는 것보다, 차라리 십자화과 채소를 스무디로 꾸준히 섭취하는 것이 훨씬 더 자연스럽고 건강한 방법이다.

거울을 보며 "뭐 바를까?"를 고민하는 대신, "오늘은 어떤 재료로 스무디를 만들어볼까?"를 고민하는 자신을 발견하게 될지도 모른다. 재미있게 즐기며 꾸준히 실천할 수 있는 꿀피부 스무디로, 오늘부터 피부 건강을 위한 여정을 시작해보자.

꿀피부 스무디

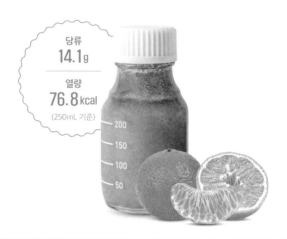

당류
14.1g

열량
76.8kcal

(250mL 기준)

(500mL 기준)

재료

☐ 찐 케일(즙용) 1장(약 30~40g)
☐ 찐 당근(또는 생당근) 100g
☐ 파슬리 15~30g
☐ 오렌지 1/2개(약 50g)

☐ 레몬즙 1~2큰술(약 15~30mL)
☐ 코코넛워터(또는 물) 200mL
☐ 물(또는 얼음) 200mL~

TIP

· 즙용 케일이라면 1장, 쌈용 케일이라면 2~3장 넣어 양을 맞춘다.
· 레몬즙은 취향에 따라 더 넣거나 덜 넣는다.
· 물은 농도 조절용이므로 취향에 따라 더 넣거나 덜 넣는다.

● 굿모닝 스무디 : 바쁜 아침을 위한 따뜻한 한 잔

"아침 차려 먹을 시간은 없는데, 스무디 한 잔으로 대체할 수 없을까요?"

"겨울에는 스무디가 너무 차가워서 못 마시겠어요. 따뜻하게 마실 방법은 없을까요?"

이런 질문을 수없이 받아왔다. 나 역시 아침 시간의 소중함을 누구보다 잘 알기에, 이 문제를 해결하는 데 진심이었다. 스무디를 아침 식사로 삼으려면 맛있고 간편할 뿐 아니라 영양학적으로 완벽해야 한다. 그래서 레시피를 개발할 때, 아침 식사 대용으로서의 세 가지 필수 조건을 세웠다.

첫째, 단백질이 포함되어 있어 포만감이 오래 가는가?

둘째, 식이섬유가 풍부해 독소 배출을 도와주는가?

셋째, 혈당이 안정적으로 유지되어 에너지가 지속되는가?

이 기준을 만족시키기 위해 수많은 실험과 시행착오를 거듭했다. 맛과 영양 성분을 만족한 후에는 마지막으로 혈당 실험까지 했다. 개인적으로 혈당 변화를 체크하며 테스트한 결과, 식후 혈당이 1시간 뒤 약 20mg/dL 정도만 오르는 완만한 혈당 상승을 확

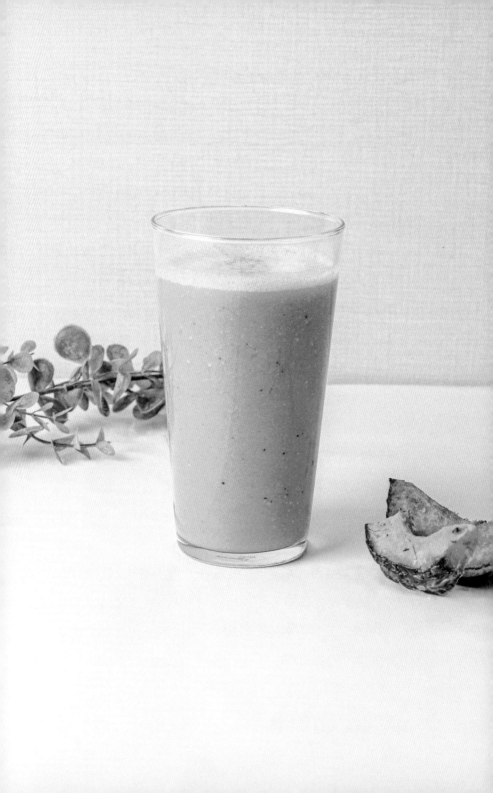

인했다. 혈당이 안정적으로 유지되면 에너지가 오래가고, 식후 피곤함도 줄어든다. 그렇게 탄생한 것이 바로 '베르베르 굿모닝 스무디'다.

1 | 병아리콩

굿모닝 스무디에 병아리콩이 들어가는 이유는 단백질과 식이섬유를 동시에 제공하기 위해서다. 특히 병아리콩은 식물 단백질의 훌륭한 공급원으로, 아침 식사 후 포만감을 오래 유지하는 데 도움을 준다. 100g당 약 19g의 단백질이 포함되어 있어, 육류나 유제품 없이도 단백질을 보충할 수 있다. 식이섬유 역시 풍부해 장건강을 돕고, 소화를 원활하게 만들어준다. 스무디에 병아리콩을 넣으면 고소한 맛과 함께 영양소를 듬뿍 담을 수 있다.

2 | 콜리플라워

콜리플라워는 십자화과 채소의 대표 주자로, 건강한 아침을 위한 필수 재료다. 특히 콜리플라워에 포함된 글루코시놀레이트라는 성분은 체내에서 글루타치온 생성을 촉진해 독소 배출과 간 해독을 돕는다. 콜리플라워는 열량이 낮고, 식이섬유 함량이 높아 포만감을 오래 유지하는 데도 효과적이다. 스무디에 넣으면 자연스럽게 부드럽고 크리미한 식감을 더해준다.

3 | 애호박

애호박의 펙틴 성분이 위를 보호하고 소화를 돕는다. 특히 애호박을 쪄서 사용하면 부드럽고 달달한 풍미가 배가된다. 애호박 덕분에 스무디가 더 고소하고, 속을 편안하게 해주는 느낌이 든다.

4 | 단호박

단호박을 넣으면서 가장 고민했던 건 '혈당이 많이 오르는 건 아닐까?'하는 문제였다. 다행히 혈당에 영향을 미치지 않는 소량으로도 부드럽고 풍부한 맛을 낼 수 있다는 걸 발견했다. 단호박은 스무디에 깊은 맛과 포만감을 더해주는 재료다.

5 | 땅콩버터

땅콩버터는 맛이 좋을 뿐 아니라, 건강한 지방으로 독소 배출을 돕고 포만감도 높여준다. 단, 시중에서 흔히 파는 설탕 첨가 땅콩버터가 아닌, 무첨가 무가당 땅콩버터를 사용하는 것이 좋다.

굿모닝 스무디는 쌀쌀한 가을과 겨울에 잘 어울리는 레시피다. 일반적으로 스무디는 차갑게 마시지만, 아침에 따뜻한 음식을 선호하는 사람들에게는 다소 부담이 될 수 있다. 굿모닝 스무디는 재료를 살짝 데우거나, 완성된 스무디를 미지근하게 데워 마셔도 맛이 좋아 따뜻한 아침을 시작하기에 손색없다.

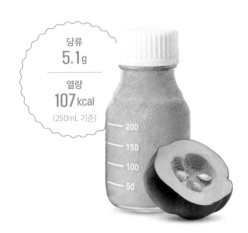

RECIPE

굿모닝 스무디

당류
5.1g

열량
107kcal

(250mL 기준)

(500mL 기준)

재료

☐ 삶은 병아리콩 50g   ☐ 찐 단호박 50g
☐ 찐 콜리플라워 100g   ☐ 땅콩버터 1작은술(약 10g)
☐ 찐 애호박 60g   ☐ 물 300mL~

TIP

• 콜리플라워는 찌는 대신 데쳐서 사용해도 된다.
• 땅콩버터는 취향에 따라 더 넣거나 덜 넣는다.
• 땅콩버터 대신 다른 견과류버터 또는 올리브오일을 넣어도 된다.
• 물은 농도 조절용이므로 취향에 따라 더 넣거나 덜 넣는다.

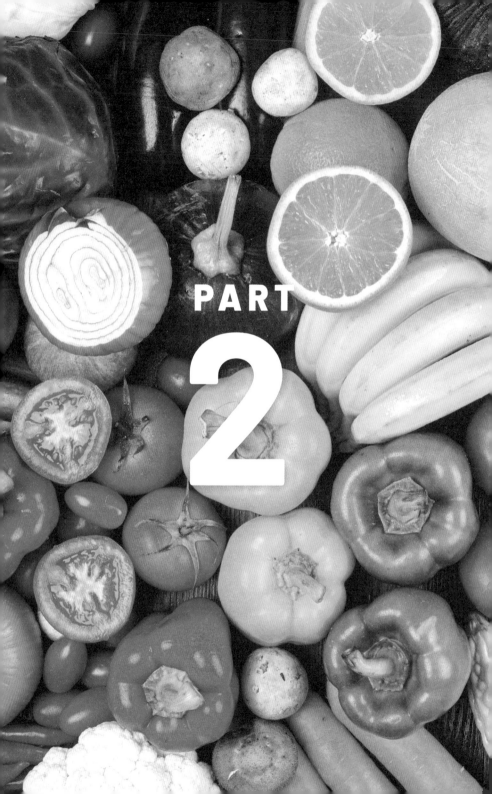

PART

2

지속 가능한
건강 관리와 식생활

건강은 단기적인 목표가 아니라, 꾸준히 지속 가능한 삶의 방식이어야 한다. 작심삼일로 끝나는 다짐은 인제 그만두자. 제대로 알면 실천할 수 있고, 실천하면 비로소 변화가 시작된다. 이 파트에서는 유쾌, 상쾌, 건강한 인생을 만들어주는 습관, 그리고 바쁜 일상 중에도 실천 가능한 간단한 밀프렙과 건강 간식 레시피를 소개한다. 지치지 않고 꾸준히 이어갈 수 있는 방법으로, 더 가볍고 행복한 삶의 변화를 만들어보자.

• • •

넘쳐나는 정보 속에서 길을 잃지 않으려면
나만의 건강 철학이 필요하다. 이 챕터에서는 몸과 마음을
유쾌, 상쾌, 건강하게 만들어주는 습관을 소개한다.
단순히 정보를 제공하는 데 그치지 않고,
그 습관들을 일상에 자연스럽게 녹여내는 방법과
꾸준히 실천할 수 있는 팁까지 담았다.
혼란스러운 세상 속에서도 자신만의 건강 나침반을 쥐고
흔들림 없이 나아가보자.

알아야 실천하는
유쾌 상쾌 건강 습관

절대 먹으면 안 되는 음식 21,487개

제목을 보고 어떤 마음이 들었는가? 아마 궁금한 마음에 얼른 내용을 확인해보고 싶었을 것이다. 사실 SNS를 보다 보면 이와 비슷한 제목의 콘텐츠를 아주 흔하게 접할 수 있다. 이유는 간단하다. 공포감을 조성하고 불안과 걱정을 불러일으키면 사람들의 관심을 쉽게 모을 수 있기 때문이다. 과연 이 방법이 정말로 통하는지 궁금했다. 그래서 나도 똑같은 제목으로 릴스를 만들어 올려봤는데, 결과는 놀라웠다. 해당 릴스의 조회수가 얼마나 나왔을까? 무려 220만 회였다.

사실 제목은 속임수였을 뿐, 내용은 정반대다. 나는 음식을 둘러싼 공포감을 조장하는 현실을 풍자하고 싶었다. 빵을 먹으면

"밀가루가 건강에 해로우니 먹지 말라." 하고, 백미를 먹으면 "혈당을 올리니 먹지 말라." 한다. 현미를 먹으라고 하더니, 이번에는 현미가 치매 위험을 높인다는 연구 결과가 나왔다고 떠들썩하다. 생선과 해산물을 풍부하게 섭취하라는 권장 뒤에는 미세플라스틱 섭취 경고가 따라온다. 불포화 지방산이 풍부한 아보카도를 먹으라고 하면서도, 아보카도는 환경을 파괴하는 주범이라는 비판이 뒤따른다. 정말이지 도대체 어느 장단에 맞춰야 할지 모를 때가 많다.

이런 혼란스러운 정보의 홍수 속에서 나를 비롯한 평범한 사람들은 음식에 대한 두려움에 갇히게 된다. '최악의 음식', '절대 먹으면 안 되는 음식' 같은 자극적인 제목은 사람들의 이목을 끌고 조회수를 높이는 치트키처럼 쓰인다. 하지만 이런 말들은 건강한 식습관을 만드는 데 별 도움이 되지 않는다. 오히려 음식을 두려워하고 스트레스를 받게 하며 강박적으로 식사를 관리하게 만드는 결과를 초래한다.

● 음식을 즐길 줄 아는 태도

오늘날 우리가 마트에서 볼 수 있는 음식의 80%는 100년 전에는 존재하지 않았던 가공식품이라고 한다. 이런 변화는 우리의 식생활을 더 편리하게 만들었지만, 동시에 사람들에게 음식에 대한 불신을 심어주었다. 온갖 화학 첨가물과 정제된 원료로 만들어진 것들이 많기 때문이다. 실제로 가공식품에는 설탕, 나트륨, 포화지방 같은 성분이 과다하게 들어 있는 경우가 많아, 자주 먹으면 염증을 유발하고 장 건강을 해칠 위험이 있다. 이런 단점들 때문에 당연히 가공식품을 매 끼니 주식으로 삼는 것은 문제가 될 수 있다.

하지만 현실에서 우리는 항상 건강한 음식을 선택할 수 있는 환경에 놓여 있지는 않다. 단체 급식을 먹거나, 바쁜 일상 중 가까운 식당에서 끼니를 해결해야 할 때도 있다. 무자비한 정보들에 자주 노출된 탓일까, 나 역시 언젠가부터 학교에서 급식을 먹을 때 걱정부터 앞서기 시작했다. '오늘 메뉴는 탄수화물이 많네', '기름은 전부 콩 식용유를 썼겠지?', '너겟은 공장에서 나온 제품이겠지?' 등 인터넷에서 봤던 단편적인 장면들이 머릿속에 스쳐 지나갔다.

어느 순간 식사를 즐기기는커녕, 이 음식이 건강에 해롭지는 않을지 고민부터 하는 나를 발견했다. 남편과 일주일에 한 번 즐기던 외식마저도 부담스럽게 느껴졌다. 메뉴를 고를 때마다 머릿속에서는 '이건 혈당을 올릴 거야', '이건 가공식품이니까 피해야 해' 같은 생각들이 떠올랐다. 즐거워야 할 외식 시간이 스트레스가 되어버렸고, 나 자신도 이런 강박이 불편했지만 쉽게 벗어날 수 없었다.

그런 나를 지켜보던 남편이 어느 날 조심스럽게 말했다.

"몸에 좋은 음식을 고르는 것도 중요하지만, 음식이 주는 즐거움을 잃어버리는 건 더 큰 손해 아니야? 주말 외식은 행복한 시간을 보내기 위해 하는 거잖아."

남편의 말이 백번 맞았다. 음식은 단순히 몸에 에너지를 공급하는 도구가 아니라 삶을 즐기고 행복을 느끼게 해주는 중요한 부분이었다. 내가 지나치게 건강을 신경 쓰느라 그 본질을 잊고 있었다는 것을 깨달았다. 그날 이후로는 외식 메뉴를 고를 때 '이건 먹어도 괜찮을까?'가 아니라 '오늘은 뭘 먹으면 맛있을까?'를 먼저 생각하기 시작했다.

남편의 말 한마디 덕분에 나는 음식과의 관계를 다시 돌아볼 수 있었다. 음식을 선택할 때 건강을 고려하는 것은 중요하지만, 그 과정에서 행복을 잃는다면 그것이야말로 진짜 건강하지 않은 삶이 아닐까. 음식을 즐길 줄 아는 태도야말로 가장 건강한 습관이라는 것을, 이제는 마음 깊이 느끼고 있다.

이런 고민을 겪는 게 나뿐만은 아닌가 보다. 수많은 사람에게 설탕과 밀가루를 끊지 못해 고민이라는 연락을 많이 받는다. 나는 이제 이렇게 답변한다.

"과연 음식을 '끊어낼' 필요가 있을까요? 물론 설탕과 밀가루가 건강에 좋은 것은 아니에요. 하지만 우리가 먹는 수많은 음식의 재료잖아요. 특별히 건강에 문제가 있어 섭취를 제한해야 하는 이유가 있지 않은 이상, 적당히 조절하며 섭취하는 게 장기적으로 더 지속 가능한 식습관이지 않을까요?"

엑스트라 버진 올리브유만이 건강한 옵션이고, 유기농 목초를 먹인 호주산 목초육만이 건강한 옵션일까? 그렇지 않다. 이런 정보에서 멀리 떨어져 있거나 시간적, 경제적인 이유로 대체재를 선택하는 사람들도 저마다 건강한 삶을 위해 나름대로 노력을 기울이고 있다. 건강한 식습관의 본질은 특정 음식을 완전히 배제하거나 집착하는 것이 아니라, 음식을 균형 있게 즐기는 것에 있다.

특정 음식을 포기하거나 '완벽한 식단'만을 고수하는 사람을 보며 자신과 비교하지 않아도 된다. 모 연예인이 정제 탄수화물을 몇 개월 동안 끊었다고 해서 나까지 똑같이 따라 할 필요는 없다는 뜻이다. 음식과의 관계에서 유연한 태도를 가지는 것이 더 중요하다. 가끔 치킨을 먹는다고 해서 바로 살이 찐다거나 건강하지 않은 사람이 되는 것이 아니다. 사람들과 즐거운 시간을 보내며 치킨을 먹는 그 순간은, 신체 건강뿐만 아니라 정신 건강에도 긍정적인 영향을 줄 수 있다. 음식을 단순히 열량과 영양소의 숫자로만 보는 대신, 그것이 주는 즐거움과 만족감을 함께 느낄 줄 아는 태도가 필요하다.

음식과 관련된 스트레스를 줄이고 건강한 태도를 유지하기 위해 다음과 같은 실천을 추천한다.

● 완벽한 식사를 추구하지 않는다

모든 끼니를 완벽하게 준비할 수는 없다. 바쁜 일상에서 때로는 배달 음식이나 간단한 인스턴트식품으로 한 끼를 해결할 수밖에 없는 순간도 있다. 이런 경우 죄책감을 느끼기보다는, 이런 선택이 일상이 아니라 가끔의 일탈임을 인정하는 것이 중요하다. 대신 배달 음식이나 인스턴트식품 섭취를 주 1~2회로 조절하자. 완벽하지 않아도, 꾸준히 나아지려는 태도가 건강한 식습관의 핵심이다.

● 식사의 균형을 유지한다

가공식품을 먹었다면 다음 끼니에는 신선한 채소와 단백질을 더해 균형을 맞추면 된다. 모든 끼니를 클린하게 구성하려는 강박보다는 하루 또는 일주일 단위의 균형을 고려한다. 나는 점심에 탄수화물이 많은 식사를 하면 저녁은 가볍게 먹는다. 또, 주말 저녁에는 외식하는 대신 평일에는 꼭 집밥으로 챙기려 노력한다.

● 좀 더 건강한 재료를 선택한다

1 | 계란의 난각 번호 확인하기

계란은 우리 식탁에서 빠질 수 없는 영양가 높은 식품이다. 그러나 계란의 품질은 닭의 사육 환경과 사료에 따라 크게 달라질 수 있다. 이를 확인하기 위해 '난각 번호'를 이해하는 것이 중요하다.

난각 번호란 계란 껍데기에 인쇄된 숫자와 문자 조합으로, 계란의 생산 정보를 담고 있다. 이 번호를 통해 산란 일자, 생산자 고유 번호, 사육 환경 등을 알 수 있다. 특히 제일 끝자리의 숫자는 닭의 사육 환경을 보여준다. 1번은 야외 방사장에 자유롭게 풀어 키운 닭이 낳은 계란, 2번은 넓은 실내 공간에 풀어 키운 닭의 계란, 3번과 4번은 케이지 출신이다. 3번은 4번 대비 케이지 공간이 살짝 더 넓다.

건강한 계란을 선택하려면 난각 번호 끝자리가 1번이나 2번인 계란을 고르는 것이 좋다. 닭이 비교적 스트레스가 적은 환경에서 자라며, 항생제 사용도 적을 가능성이 높기 때문이다. 또한 난각번호 끝자리가 1번인 계란이라도, 닭이 어떤 사료를 먹고 자랐는지에 따라 계란의 영양 성분이 달라질 수 있다. 예를 들어 옥수수나 콩 기반의 일반 사료를 먹인 닭의 계란은 오메가-6 지방산 함량이 높을 수 있다. 반면, 들깨, 아마씨, 해조류 등 오메가-3 지방산이 풍부한 사료를 먹인 닭의 계란은 오메가-3 함량이 높아져 건강에 더 유익하다.*

2 | 요리용 기름은 올리브유 선택하기

특히 엑스트라 버진 올리브유를 고르는 이유는 분명하다. 엑스트라 버진 올리브유는 최소한의 가공 과정을 거친 덕분에, 건강에 유익한 성분들이 풍부하게 남아 있기 때문이다. 특히 항산화 물질인 폴리페놀과 비타민 E가 다량 함유되어 있어 세포 손상을 막고 염증을 완화하는 데 도움을 준다.

또한 엑스트라 버진 올리브유는 다른 기름 대비 오메가-6 지방산 함량이 낮은 편이다. 일반적인 식용유, 특히 대두유나 해바라기유는 오메가-6 지방산 비율이 높은데, 이는 과다 섭취 시 염증을 촉진할 가능성이 있다. 반면 올리브유는 이러한 염증 위험을 낮추고 심혈관 건강을 보호하는 역할을 한다.

많은 사람이 엑스트라 버진 올리브유는 가열하면 영양소가 파괴된다고 생각하지만, 이는 사실과 다르다. 엑스트라 버진 올리브유는 산화 안정성이 높아 중간 정도의 열에서는 안전하게 사용할 수 있다. 미국 국립생물정보센터의 연구에 따르면 엑스트라 버진 올리브유를 180°C에서 36시간 동안 가열했더니, 높은 산화 안정

---

* 오메가-3는 염증을 줄이고 뇌와 심장 건강을 도우며, 오메가-6는 면역과 상처 치유 역할을 한다. 둘 다 우리 몸에 꼭 필요하지만, 오메가-6를 너무 많이 섭취하면 염증을 유발할 수 있으므로 오메가-3를 충분히 섭취해 두 지방산의 균형을 맞추는 것이 중요하다.

성과 영양 특성을 잘 유지했다는 결과가 있다.[*] 따라서 가정에서 일반적인 볶음이나 구이 요리에 충분히 활용할 수 있다.

그렇다면 어떤 올리브유를 고르는 것이 좋을까? 좋은 올리브유를 고르는 다양한 기준이 있겠지만, 최소한 다음 세 가지는 꼭 확인하는 것이 좋다. 첫째, 산도 0.8% 이하인 것. 엑스트라 버진 올리브유는 올리브를 맨 처음으로 압착한 기름이자, 산도는 0.8% 이하를 뜻한다. 또한 이 중 산도 0.2% 이하인 것은 최고급으로 친다. 둘째, 냉압착 혹은 냉추출한 것. 엑스트라 버진 올리브유 대부분은 이에 해당한다. 고온에서 기름을 얻으면 산도가 높아지기 때문이다. 셋째, 짙은 병에 담겨 있는 것. 기름은 직사광선을 받으면 빠르게 산패할 위험이 있으니 짙은 병으로 고르자.

3 | 장류는 뒷면을 확인하고 선택하기

마트에 가면 수십 가지 종류의 된장, 고추장, 간장이 진열되어 있는 것을 볼 수 있다. 그런데 대부분 제품을 고를 때 브랜드명이나 디자인만 보고 구매할 뿐, 뒷면에 적힌 영양 성분표나 첨가물 목록은 잘 확인하지 않는다. 하지만 우리가 흔히 먹는 시중 제품

---

[*] Allouche, Y., Jiménez, A., Gaforio, J. J., Uceda, M., & Beltrán, G. (2007). How heating affects extra virgin olive oil quality indexes and chemical composition. Journal of Agricultural and Food Chemistry, 55(23), 9646-9654. https://pubmed.ncbi.nlm.nih.gov/17935291

들에는 다양한 첨가물이 포함되어 있어, 이를 확인하는 습관이 필요하다.

　최근에는 온라인 쇼핑몰을 통해 첨가물을 최소화한 전통 방식의 장류를 쉽게 구매할 수 있다. 이런 제품은 대량 생산되는 시중 제품보다 가격이 높을 수 있지만, 건강을 생각한다면 투자할 가치가 있다. 그뿐만 아니라 첨가물이 적은 장류는 콩, 소금, 발효 등 최소한의 재료로 만들어져 풍미가 깊고 자연스러운 맛을 낸다.

· · ·

　건강한 식사는 스트레스와 강박이 없는 자유로운 마음에서 시작된다. 음식을 대하는 태도는 우리의 삶의 질과도 직결된다. 완벽하지 않아도 괜찮다. 가끔은 가공식품을 먹기도 하고, 때로는 편리함을 선택할 수도 있다. 그보다 더 중요한 것은 음식을 통해 삶을 즐기고, 몸과 마음을 보살피는 것이다.

　음식을 두려워하지 말자. 균형 잡힌 식단과 긍정적인 태도로 우리는 충분히 건강한 삶을 만들어갈 수 있다. 건강은 완벽함을 추구하는 것이 아니라, 균형과 여유 속에서 자신만의 길을 찾는 것이다. 나만의 건강 철학이라는 단단한 돛을 세운다면, 인터넷의 자극적인 정보나 유행이라는 거센 파도에도 흔들리지 않고, 자신만의 건강한 삶이라는 항로를 당당히 항해할 수 있을 것이다.

🍴 SUMMARY

1. 음식은 단순히 몸에 에너지를 공급하는 도구가 아니라 삶을 즐기고 행복을 느끼게 해주는 중요한 부분이다. 음식을 선택할 때 건강을 고려하는 것은 중요하지만, 음식을 즐길 줄 아는 태도야말로 가장 건강한 습관이다.

2. 건강한 식습관의 본질은 특정 음식을 완전히 배제하거나 집착하는 것이 아니라, 음식을 균형 있게 즐기는 것에 있다. 음식과의 관계에서 유연한 태도를 가지는 것이 더 중요함을 기억하자.

3. 너무 완벽한 식사만을 추구하지 말고, 식사의 균형을 유지하며, 좀 더 건강한 재료를 선택하는 등 일상에서 꾸준히 지속 가능한 실천법을 기반으로 음식을 즐기고 몸과 마음을 보살피자.

혈당 다이어트
전성시대

　지난 1년간 가장 뜨거운 건강 키워드를 꼽으라면 단연 '혈당'이다. 일명 '혈당 다이어트'라는 이름으로 주목받고 있는데, 혈당을 안정적으로 유지하는 것이 체중 감량과 건강한 몸을 만드는 데 핵심이라는 것이다. 이렇게 한쪽에서는 혈당을 낮추기 위해 떠들썩한 한편, 아이러니하게도 다른 한쪽에서는 탕후루, 크로플, 두바이 초콜릿 등 혈당을 높이는 디저트들이 유행하고 있다.

　원래 혈당은 병원에서나 다루는 주제였지만 이제는 병원 담장을 넘었다. 2024년 11월 기준으로 인스타그램에는 '#혈당관리'가 적힌 게시글이 8만 개가 넘는다. 우리가 편의상 '혈당 스파이크'라 부르는 현상은 식사 후 혈당이 급격히 오르는 것을 의미한다. 주로 정제된 탄수화물이나 당분이 많은 음식을 섭취할 때 발생한다. 혈당이 급격히 오르면 체내에서 많은 양의 인슐린이 분비되어 혈당을 빠르게 낮추려고 한다. 이 과정에서 혈당이 정상 범위 이하로 떨어지면 식사 후 참을 수 없는 졸음이 몰려온다든가, 급격히 허기가 져서 군것질거리가 당긴다든가, 손 떨림 같은 증상이 나타날 수 있다.

혈당이 급격히 오르내리는 식습관이 지속되면, 우리 몸은 지치게 된다. 점점 인슐린을 효과적으로 사용하는 능력이 떨어지게 되는데, 이를 '인슐린 저항성'이 생겼다고 말한다. 인슐린 저항성이 생긴 몸은 한마디로 살이 쉽게 찌는 몸이다. 지방이 차곡차곡 쌓이는 것도 억울한데 염증 반응 또한 함께 따라온다. 혈당 다이어트는 혈당을 안정적으로 유지해 인슐린 민감도가 높은 몸, 그러니까 정직하게 살 빠지는 몸을 만드는 것이 목표이다.

하지만 '혈당 다이어트' 역시 지금껏 우리가 봐왔던 수많은 다이어트 방법과 마찬가지로 SNS를 거치며 과장되거나 왜곡되고 있다. 일부 인플루언서들은 연속혈당측정기를 착용해 특정 음식이 혈당을 얼마나 올리는지 보여주며 과도한 공포 마케팅을 펼치기도 한다. 과일 한 알을 먹었더니 혈당이 무지막지하게 올랐다는 사연을 공유하며 해당 과일이 건강에 나쁘다고 말하는가 하면, 얼마 전에는 제육볶음 역시 도마 위에 올랐다. 학교 급식에 나오면 아이들이 몇 그릇씩 먹는 인기 메뉴 제육볶음은 과연 건강에 해로운 음식일까?

이런 주장을 보고 있자면, 평소 혈당 이슈가 없는 건강한 일반인들조차 혈당에 대한 두려움을 느끼게 된다. 그래서 너도나도 팔뚝에 연속혈당측정기를 붙이고 하루 종일 앱에 표시되는 혈당의 오르내림에 집중하게 된다. 물론, 자신의 혈당 패턴을 이해하고 생활에 반영하는 것은 긍정적인 습관이다. 하지만 혈당에 대한 충분한 이해가 없다면 오로지 숫자만 보게 된다. 결국 혈당을 올리면 나쁜 음식이고 혈당을 낮추면 좋은 음식이라는 이분법적 사고를 갖게 되고, 이는 건강한 식습관을 만드는 데 오히려 방해된다.

혈당 오르내림은 개인마다 다르다. 일반적으로 연령이 어릴수록, 근육이 많을수록, 건강할수록 식후 혈당은 덜 오른다. 심지어 오늘 다르고 내일 다를 수도 있다. 전날 저녁 식사를 언제 했는지, 무엇을 먹었는지, 수면은 적절한지, 스트레스는 어떤지에 따라 혈당은 변한다. 그러므로 어제는 공복 혈당이 85mg/dL였는데 오늘은 92mg/dL가 나왔다며 걱정하지 않아도 된다.

보다 정확한 상태를 파악하고 싶다면 병원에 가서 혈액 검사를 통해 당화혈색소를 검사하면 된다. 당화혈색소 검사를 하면 지난 2~3개월간 평균 혈당 수치를 확인할 수 있으므로 더욱 정확한 진단 및 관리가 가능하다.

● 혈당 관리를 돕는 건강 습관

건강한 혈당 관리를 위해 실생활에서 쉽게 실천할 수 있는 방법들이 있다. 모든 방법이 내게 효과가 있지 않을 수도 있으며, 모든 방법을 실천할 필요는 없다. 내 상황에 맞는 습관 한두 가지를 선택해서 일상에 적용해보자.

1 | 탄수화물 적정량 섭취하기

아침에는 밥, 점심에는 빵, 저녁에는 면으로 하루를 보내고 있지는 않은가? 당 섭취를 조절하는 것이 문제 해결의 근본이다. 밀가루, 설탕 등 정제 탄수화물을 줄이고 통곡물, 고구마 같은 복합 탄수화물을 선택하면 효과적이다. 그렇다고 탄수화물 섭취를 지나치게 줄이면 곤란하다. 나는 과거 '저탄고지 다이어트'에 빠져 탄수화물을 극단적으로 제한하며 수많은 부작용을 체험하였다. 탄수화물이 부족하면 피로, 탈모, 면역력 저하는 물론이고, 특히 여성의 경우 여성 호르몬 균형에도 심각한 영향을 미칠 수 있다. 따라서 탄수화물을 적당히 섭취하되, 품질 좋은 탄수화물을 균형 있게 포함하는 것이 중요하다.

2 | 채소 혹은 단백질부터 먹기

인기 아이돌 그룹의 멤버는 식사 전에 양상추 세 조각을 챙긴다고 한다. 또 유명 배우는 식이섬유 → 단백질 → 탄수화물 순의 식사 순서를 엄격하게 지킨다고 한다. 식이섬유는 포도당 흡수를 지연시켜 급격한 혈당 상승을 방어해준다. 또한 포만감을 느끼게 해 식사량을 조절하는 데도 효과적이다. 단백질 역시 마찬가지다. 그런데 이러한 사실 때문에, 간혹 샌드위치를 먹을 때 온통 분해해서 채소부터 먹는 경우가 있다. 건강한 식습관에서 무엇보다 중요한 것은 음식에 공포를 가지지 않는 것, 그리고 강박을 갖지 않는 것이다. 음식을 있는 그대로 즐긴 후 좀 더 움직이는 게 건강한 방법이다.

3 | 식전, 식후 식초 마시기

애플사이다비니거(사과발효식초), 현미식초 등의 자연 발효식초 한 스푼을 물에 희석해 식사 전후로 마시면 혈당 조절에 도움을 받을 수 있다. 식초의 아세트산은 당이 천천히 흡수되도록 도와주어, 혈당을 완만하게 올리는 데 도움을 준다는 연구가 있다.* 단, 시중 마트에서 구하는 일반 식초는 조심해야 한다. 주정**을 넣어

---

* Cheng, L. J., Jiang, Y., Wu, V. X., & Wang, W. (2020). A systematic review and meta-analysis: Vinegar consumption on glycaemic control in adults with type 2 diabetes mellitus. Journal of Advanced Nursing, 76(2), 459–474. https://doi.org/10.1111/jan.14255

** 주정은 곡물, 고구마 같은 전분질 원료를 발효시켜 만든 식품 첨가물이며, 식초 제조에 사용된다.

인공적으로 발효한 것이 대부분이기 때문이다. 그렇다고 식초를 혈당 조절제로 착각하지는 말자. 식초 한 잔이 당 폭탄 식사를 이길 수 있을 것이라 생각하면 오산이다.

4 | 체내 염증 줄이기

염증과 인슐린 저항성은 서로 밀접하게 연결되어 있다. 염증은 세포가 인슐린에 민감하게 반응하지 못하도록 방해하고, 인슐린 저항성은 다시 만성 염증을 유발하는 악순환을 만든다. 특히 가공식품, 설탕, 트랜스 지방 등이 포함된 식단은 염증을 더욱 심화시킬 수 있다. 염증을 줄이기 위해서는 항염증 효과가 있는 십자화과 채소, 생선에 포함된 오메가-3 지방산, 그리고 강황, 생강 같은 자연 식재료를 꾸준히 섭취하는 것이 중요하다.

5 | 밥 먹고 움직이기

밥 먹고 움직이면 앉아 있거나 누워있는 것보다 혈당이 덜 오른다. 밥 먹고 15분씩 3번 걷기가 온종일 혈당 안정에 도움을 준다는 연구 결과도 있다.[*] 또한 식후 20분 걷기가 식사 전 운동보다 혈

---

[*] DiPietro, L., & Gribok, A. (2013). Three 15-min bouts of moderate postmeal walking significantly improves 24-h glycemic control in older people at risk for impaired glucose tolerance. Diabetes Care, 36(10), 3262-3268. https://doi.org/10.2337/dc13-0084

180

당을 낮추는 데 더욱 효과적이라는 연구도 있다.** 개인적으로는 천천히 산책했을 때보다 적당히 숨이 가쁠 정도로 빠르게 걷거나, 계단을 올라 큰 근육을 쓸 때 혈당 조절 효과가 눈에 보였다. 걷지 않아도 괜찮다. 밥 먹고 바로 소파에 앉기보다 곧장 일어나 설거지를 하고 집안일을 하는 작은 습관도 훌륭하다.

6 | 공복 시간 유지하기

몸에 음식이 들어오면 혈당은 자연스럽게 올라가고, 이를 낮추기 위해 인슐린이 분비된다. 하지만 잦은 간식 섭취 습관이나 불규칙한 식습관을 가졌다면, 인슐린이 쉬지 못하고 계속 일하게 된다. 이를 예방하기 위해 하루 최소 12시간 이상의 공복 시간을 유지하는 '간헐적 단식'이 효과적인 방법으로 주목받고 있다. 간헐적 단식은 소화 기관뿐만 아니라 인슐린에게도 휴식 시간을 준다. 연구에 따르면, 간헐적 단식은 혈당을 안정시키고 지방 연소를 촉진하며 염증 반응을 감소시키는 효과가 있다.

** Colberg, S. R., Zarrabi, L., Bennington, L., Nakave, A., Somma, C. T., Swain, D. P., & Sechrist, S. R. (2009). Postprandial walking is better for lowering the glycemic effect of dinner than pre-dinner exercise in type 2 diabetic individuals. Journal of the American Medical Directors Association, 10(6), 394-397. https://doi.org/10.1016/j.jamda.2009.03.015

7 | 스트레스 조절하기

스트레스가 많은 날, 달달한 간식이 끌리는 기분을 경험해본 적이 있는가? 이는 단순한 기분 탓이 아니다. 스트레스 상황에서는 '코르티솔'이라는 호르몬이 분비되는데, 코르티솔은 몸을 '전투' 혹은 '도망' 상태로 몰아가는 호르몬으로, 필요 이상의 에너지를 끌어오게 만든다. 특히 남은 에너지를 주로 복부에 지방으로 저장한다. 이른바 '스트레스 똥배'의 주범이다. 한 가지 팁을 더하자면, 저녁 시간에 따뜻한 차 한 잔과 함께 자신만을 위한 시간을 가져보는 것도 스트레스를 줄이는 훌륭한 방법이다.

• • •

하나 덧붙이자면 요즘 땅콩버터를 열심히 먹는 풍경 역시 혈당 관리와 관련이 있다. 무첨가 무가당 100% 땅콩버터는 혈당 관리에 있어 좋은 도우미가 될 수 있다. 땅콩버터는 건강한 지방과 단백질이 풍부해, 혈당의 급격한 상승을 방지하고 포만감을 오래 유지시키기 때문이다. 그러나 '과유불급'을 잊으면 안 된다. 혈당 관리에 도움을 준다며 사과에 땅콩버터를 듬뿍 바르거나 빵에 올리브유나 버터 등의 지방을 잔뜩 끼얹어 먹는다면, 오히려 지방과 열량을 과잉 섭취해 혈당 관리보다는 체중 증가로 이어질 가능성이 크다.

건강한 혈당 관리를 위해서는 단순히 특정 성분에 의존하기보다는 균형 잡힌 식단과 적당한 운동, 그리고 스트레스 관리를 포함한 라이프스타일의 조화가 무엇보다 중요하다. '작은 습관이 쌓여 건강한 변화를 만든다'라는 마음가짐으로, 오늘의 선택이 내일

📖 SUMMARY

1. '혈당 스파이크'는 식사 후 혈당이 급격히 오르는 현상으로, 주로 정제된 탄수화물이나 당분이 많은 음식을 섭취할 때 발생한다. 이로 인해 많은 양의 인슐린이 분비되어 혈당을 낮추려고 하며, 혈당이 급격히 떨어지면 졸음, 허기, 손 떨림 등의 증상이 나타날 수 있다.

2. 혈당이 급격히 오르내리는 식습관이 지속되면, 우리 몸은 지치게 된다. 점점 인슐린을 효과적으로 사용하는 능력이 떨어지게 되는데, 이를 '인슐린 저항성'이 생겼다고 말한다. 인슐린 저항성이 생긴 몸은 한마디로 살이 쉽게 찌는 몸이다.

3. 자신의 혈당 패턴을 이해하고 생활에 반영하는 것은 긍정적인 습관이지만, 혈당에 대한 충분한 이해가 없다면 오로지 숫자만 보게 된다. 결국 혈당을 올리면 나쁜 음식이고 혈당을 낮추면 좋은 음식이라는 이분법적 사고를 갖게 되고, 이는 건강한 식습관을 만드는 데 오히려 방해된다.

4. 혈당 관리를 돕는 건강 습관에는 탄수화물 적정량 섭취하기, 채소 혹은 단백질부터 먹기, 식전후 식초 마시기, 체내 염증 줄이기, 밥 먹고 움직이기, 공복 시간 유지하기, 스트레스 조절하기가 있다.

5. 건강한 혈당 관리를 위해서는 단순히 특정 성분에 의존하기보다는 균형 잡힌 식단과 적당한 운동, 그리고 스트레스 관리를 포함한 라이프스타일의 조화가 무엇보다 중요하다.

일상 속 '3독소' 제거하기

    평소에 스무디로 인생이 바뀌었다는 메시지를 자주 받는다. 변화에 감동한 분들은 '스무디 라이프를 실천하는 다른 분들에게도 도움이 되었으면 좋겠다'라는 마음으로 나에게 사연을 공유해달라고 요청한다. 나 역시 덩달아 기쁜 마음으로 소개하지만, 그러다 보면 동시에 이런 메시지도 종종 받는다.

    "베르베르 님, 저는 스무디를 3개월째 마시고 있는데 별다른 효과가 없어요."

    그 실망스러운 마음이 얼마나 이해가 되는지 모른다. 변화 후기를 읽고 부푼 기대를 안은 채 번거로운 과정도 참아내며 열심히 실천했는데, 눈에 띄는 결과가 보이지 않으면 누구라도 좌절하기 마련이다. '단숨에 기적 같은 효과를 보는 스무디'가 있다면 얼마나 좋겠냐마는, 세상에 그런 건 없다.

한번 상상해보자. 컵 안에 투명한 물이 가득 차 있다. 그것이 완전한 건강 상태다. 하지만 스트레스를 많이 받고 초가공식품을 자주 먹는다면 컵 안의 물은 점점 탁해진다. 이제 여기에 깨끗한 물을 조금씩 붓는다고 생각해보자. 시간이 지나면서 물은 천천히 맑아질 것이다. 그러나 동시에 탁한 물을 계속 붓는다면 어떻게 될까? 아무리 깨끗한 물을 부어도 컵 안의 물은 여전히 탁한 상태를 유지거나 변화가 거의 없을 것이다. 즉, 스무디를 열심히 마신다고 해도 스트레스를 관리하지 않거나 나쁜 식습관을 고치지 않는다면 결과는 제한적이다.

사실, 건강한 생활을 한다고 믿는 사람들조차도 눈에 보이지 않는 '3독소'를 가지고 있는 경우가 많다. 내가 그랬기 때문이다. 스무디는 단지 깨끗한 물을 붓는 첫걸음일 뿐이다. 탁한 물을 더 이상 붓지 않는 법을 배우는 것, 즉 일상 속 3독소를 없애는 것이 진정한 건강을 위한 시작이다.

● 첫 번째, 당독소

사실 나는 당독소라는 단어조차 들어본 적이 없었다. 그러다 이유 없이 피부 트러블이 계속되던 시기에 찾은 피부과에서 당독소의 존재와 처음 맞닥뜨리게 됐다. 그 병원은 꽤 독특했다. 일반적으로 피부과에서는 증상을 완화하는 레이저 치료나 다양한 시술을 권하기 마련이다. 그런데 그곳의 의사 선생님은 전혀 다른 접근법을 취했다. 내게 먼저 당독소 검사부터 받아보라고 권한 것이다. 당독소가 피부 문제의 원인일 수 있으니 원인부터 제대로 파악해야 한다는 것이었다. 그렇지 않고서는 어떤 치료를 하든 밑 빠진 독에 물 붓기라는 설명도 덧붙였다.

당독소(AGEs)는 이름에서 알 수 있듯이, 당과 단백질이 결합하여 형성되는 독성 물질을 의미한다.* 이 물질은 우리 몸 곳곳에서 염증 반응을 일으키고 세포 기능을 방해한다. 오늘날에는 노화와 대사 질환을 일으키는 물질로 주목받고 있다. 당연히 피부에도 영향을 미친다. 피부의 탄력이 처지고, 여드름 같은 염증성 질환이 생길 가능성이 커지는 것이다.

검사 결과를 들었을 때 놀라움을 금치 못했다. 당독소 수치가 또래 평균 대비 높았기 때문이다. 당화혈색소는 5%로 안정적인

---

* 당독소(Advanced Glycation End products, AGEs)의 정식 명칭은 최종당산화물이며, 노화를 가속하거나 당뇨병 같은 질병에 영향을 주는 물질이다.

수치였기에 더 당황스러웠다. 빵 중독에 빠져 있던 과거에는 몰라도, 이제는 건강한 식습관을 잘 유지하고 있었는데 도대체 무슨 일일까. 의사 선생님은 내 반응을 이해한다는 듯 이렇게 설명해주셨다.

"당독소는 몸 밖으로 일부 배출되지만, 상당 부분은 몸에 남아 축적됩니다. 오랜 기간 식습관을 반영하는 지표이므로 최근 몇 달간 건강하게 먹었다고 해서 수치가 갑자기 개선되지는 않습니다."

과거 10년간 빵과 디저트를 달고 살던 흔적이 내 몸에 고스란히 새겨진 셈이었다.

그렇다면 일상에서 당독소를 줄이기 위해 어떤 노력을 할 수 있을까? 지금부터 세 가지 방법을 소개해보겠다.

1 | 굽기보다 찌기

고기가 기름에 노릇노릇하게 구워지며 표면이 갈색으로 변하는 현상을 '마이야르 반응'이라 한다. 이 과정에서 생성되는 물질이 바로 당독소다. 튀기거나 굽는 고온 조리 방식은 삶거나 찌는 방식보다 당독소를 적게는 2~3배, 많게는 수십 배 더 생성한다.

따라서 같은 음식을 먹더라도 조리 방식을 바꾸는 것만으로 당독소 섭취를 크게 줄일 수 있다. 삼겹살 구이 대신 수육, 달걀프라이 대신 삶은 달걀, 프라이드치킨 대신 찜닭을 선택하는 식이다. 또한 기름 사용을 최소화하고, 조리 시 낮은 온도를 유지하면 당독소 생성을 더욱 줄일 수 있다.

내가 자주 먹는 음식 중의 하나가 '채소고기찜'이다. 찜기에 각종 채소와 얇게 채 썬 소고기 혹은 오리고기를 올려 한 번에 쪄내는 음식으로, 간편하고 당독소가 적게 생성될 뿐만 아니라, 무엇보다 맛있고 푸짐하다.

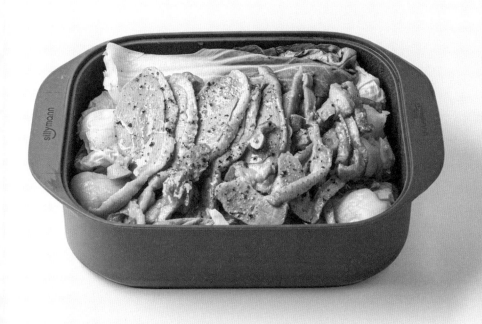

• 채소고기찜

재료 알배추 5~6장(약 130g), 청경채 2~3뿌리(약 200g), 훈제오리고기 200g, 소금 약간, 후추 약간

양념 간장 2큰술, 알룰로스 1큰술, 맛술 1큰술, 식초 1큰술

레시피

1 찜기에 알배추, 청경채, 훈제오리고기 순으로 올린 뒤 소금, 후추로 간한다.

2 5분 정도 적당히 쪄낸 후 만들어둔 양념에 찍어 먹는다.

TIP

- 1큰술은 약 15mL이며, 밥숟가락 하나 가득 채워 계량한다.
- 알룰로스는 설탕으로 대체할 수 있다.

2 | 탄수화물 줄이기

탄수화물 섭취를 줄이는 것은 당독소 생성을 예방하는 가장 기본적인 방법이다. 특히 정제 탄수화물(설탕, 흰 밀가루, 흰 쌀 등)은 섭취 후 혈당을 급격히 올리기 쉬워 당독소와 더욱 밀접한 관련이 있다. 평소 먹던 밥의 양을 갑자기 줄이는 것보다, 양은 그대로 탄수화물만 절반으로 줄인 콜리플라워라이스를 만들어보자. 콜리플라워 맛이 강하게 나지는 않을지 걱정하지 않아도 된다. 누군가 말해주지 않으면 눈치채지 못할 정도로 감쪽같으니.

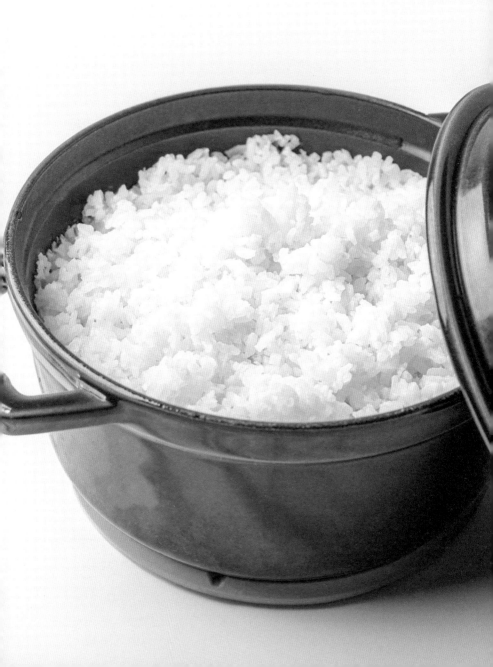

• 저탄수 콜리라이스

재료 현미(백미)와 콜리플라워라이스를 1:1로 준비

레시피

1 현미(백미)를 충분히 불린 후 콜리플라워라이스와 섞는다.

2 물을 넣고 중약불에서 12분, 뚜껑 덮고 약불에서 10분 끓인다.

TIP

- 콜리플라워를 사서 쌀알 크기로 다져도 되지만, 생콜리플라워는 시중에서 구하기 어려울 뿐 아니라 일일이 손질하는 것도 번거롭다. 온라인에서 콜리플라워라이스를 쉽게 구할 수 있으니 구매해서 활용하는 것을 추천한다.

- 현미(백미) 150g 정도가 1인분이니 참고해서 준비한다.

- 콜리플라워는 익으면서 수분이 발생하므로, 물의 양은 현미(백미)밥을 지을 때와 동량으로 넣는다. 보통 현미(백미) 150g에 물 190~200mL 정도 넣는다.

3 | 규칙적으로 운동하기

운동은 혈당을 안정적으로 유지하고, 몸에 축적된 당독소를 배출하는 데 효과적이다. 일상에서 쉽게 실천할 수 있는 운동으로는 '식후 걷기'가 있다. 앞서 말했듯, 식사 후 바로 걷는 습관은 하루 종일 혈당을 안정화하는 데 큰 도움이 된다. 또한 근력 운동은 근육을 활성화해 혈당을 에너지로 소모하도록 도와준다. 스쿼트 100개 혹은 플랭크 5분 같은 간단한 근력 운동을 꾸준히 실천하면 당독소를 줄일 수 있다. 시간이 부족하다면 엘리베이터 대신 계단 이용하기, 퇴근 후 짧은 산책하기 등 작은 실천부터 시작해보자.

혼자 운동하기 어렵고 지루한 사람들을 위해, 내가 자주 보고 따라 하는 유튜브 영상 두 가지를 소개한다. 홈트레이닝에서 주의할 점은 절대 무리해서 모든 동작을 따라 할 필요가 없다는 것이다. 내 몸에 무리인 동작은 과감히 스킵하자.

・**<somifit> 5분 플랭크 챌린지**
・**<빅씨스 Bigsis> 2주 플랭크 챌린지**

▲ 5분 플랭크　　▲ 2주 플랭크

● 두 번째, 플라스틱 독소

처음 나만의 살림을 가지게 된 자취생 시절부터 가볍고 저렴한 플라스틱 용기는 우리 집 필수템이었다. 심지어 결혼하며 신혼살림을 장만할 때도 몇십 개의 플라스틱 밀폐 용기 세트를 고민 없이 구매했다. 그랬던 내가 채 1년도 되지 않아 집안의 모든 밀폐 용기를 유리와 스테인리스로 바꿨다.

솔직히 고백하자면, 나는 플라스틱이 환경을 파괴한다는 뉴스를 보면서도 거리낌 없이 플라스틱을 사용했다. 나 하나쯤 덜 사용한다고 해서 무슨 영향이 있겠냐면서. 학교에서 종이컵을 사용하면서도 아이들에게는 플라스틱 사용을 줄이자는 환경 교육을 했으니 돌이켜보면 얼마나 모순이었는지 모른다. 그러다 플라스틱을 줄이기 시작한 건 순전히 나 자신의 건강을 위해서였다.

어느 날은 저녁으로 닭발 세트를 배달시켰는데, 모든 음식이 플라스틱 용기에 담겨 있었다. 심지어 계란찜을 담은 플라스틱 용기는 손을 대지 못할 정도로 뜨거웠다. 계란찜을 조리 후 따로 담은 것도 아니었다. 플라스틱 용기에 재료를 넣은 채 전자레인지로 익힌 것이었다. 아무리 전자레인지 사용이 가능한 플라스틱이라 하더라도, 그 계란찜을 내 입에 넣는다고 생각하니 도저히 손이 가지 않았다.

플라스틱의 화학 물질이 내분비계를 교란하고 호르몬 균형을 방해한다는 연구 결과는 꾸준히 보고되고 있다. 플라스틱이 분해되는 과정에서 생성되는 미세플라스틱은 더 큰 문제를 일으킨다. 우리가 매주 신용카드 한 장 크기(약 5g)의 미세플라스틱을 섭취하고 있다는 연구 결과는 이미 잘 알려져 있다.[*] 체내에 축적된 미세플라스틱은 염증을 유발하고 면역 체계를 약화시키며, 장기적으

[*] The University of Newcastle & WWF. (2019). Revealed: plastic ingestion by people could be equating to a credit card a week. Retrieved from https://wwf.panda.org/wwf_news/?348337/Revealed-plastic-ingestion-by-people-could-be-equating-to-a-credit-card-a-week

로는 심혈관 질환과 대사질환에 영향을 줄 수 있다. 심지어 엄마가 섭취한 초미세플라스틱이 모유 수유를 통해 자녀에게 전달되고, 자녀의 뇌 발달에 영향을 미친다는 사실도 규명되었다.[**]

그럼에도 나는 여전히 플라스틱을 사용하고 있다. 플라스틱의 간편함을 완전히 포기하고 살 수는 없기 때문이다. 다만, 일상에서 플라스틱을 덜어내기 위한 노력을 꾸준히 하고 있다.

1 | 플라스틱 대신 유리, 스테인리스

유리 용기는 내열성이 뛰어나고 음식의 냄새나 색이 배지 않아 위생적이다. 특히 전자레인지나 오븐에서도 안전하게 사용할 수 있다는 장점이 있다. 스테인리스 용기는 가볍고 내구성이 강하며 환경 호르몬 걱정 없이 사용할 수 있다. 다만, 처음 사용 시 연마제 제거에 신경 써야 하는 번거로움이 있다. 스테인리스 제품에 연마제를 사용하는 이유는 제품의 표면을 매끄럽게 하고 광택을 내기 위해서다. 연마제는 화학 물질을 포함하고 있으므로, 만약 제대로 제거되지 않은 상태로 사용한다면 인체에 유해할 수 있다. 다음 3단계를 따라 연마제를 꼼꼼히 제거해보자.

• **1단계** : 키친타월에 식용유를 묻혀 제품 전체를 닦는다. 특히 가장자리,

[**] 김준호 기자, "엄마가 섭취한 초미세플라스틱, 모유 통해 자녀에게 전달", 연합뉴스, 2021.12.14., https://www.yna.co.kr/view/AKR20211213119900063

이음새, 틈 사이에 연마제가 많이 묻어 있으니 신경 써서 닦는다.

- **2단계** : '퐁소겔'로 세척한다. 퐁소겔은 제품명이 아니라, 주방 세제(퐁퐁)와 베이킹 소다를 섞어 페이스트 형태로 만든 것이다. 퐁소겔을 만들고 구석구석 묻혀 닦는다.
- **3단계** : 식초와 물을 1:9 비율로 섞은 '식초물'에 끓여 마무리한다.

2 | 지퍼백 대신 실리콘백

평소 달걀, 견과류를 간식으로 챙기면서 늘 지퍼백에 넣어 다녔는데, 지금은 실리콘백을 사용하고 있다. 실리콘 제품은 고온에서도 유해 물질이 발생하지 않고, 내구성이 뛰어나 재사용이 가능하다는 점에서 플라스틱보다 친환경적이다. 하지만 반드시 검증된 실리콘을 선택해야 한다. 일부 저가의 실리콘 제품은 품질이 낮아 환경 호르몬 또는 유해 물질이 포함될 가능성이 있다. 특히, 가짜 실리콘 제품은 안전성이 낮아 문제가 될 수 있다. 순수 실리콘은 식품 등급이나 의료 등급(FDA 승인*)으로 인증된 제품이어야 한다.

이렇게 작은 실천으로 내 삶도 살짝 덜 탁해졌다고 믿으며, 오늘도 플라스틱과의 적당한 거리 두기를 실천해본다. 조금 덜 쓰는

---

* FDA 승인이란 미국 식품의약청(FDA)이 식품, 의약품, 의료 기기 등을 검토한 후 안전성과 효과성을 확인해 판매나 사용을 허가하는 것을 말한다.

것만으로도 건강해진다고, 스스로 위로하면서 말이다.

● 세 번째, 마음 독소

고민거리를 안고 있거나 걱정을 하다 보면 저절로 몸에 힘이 빠지는 경험을 한 적이 있을 것이다. 아무것도 하기 싫고, 의욕이 사라지며, 하루 종일 무기력해지는 자신을 발견하게 된다. 왜 그럴까? 이는 머리가 몸을 지배하기 때문이다. 우리의 생각과 감정은 단순히 마음속에만 머물지 않는다. 스트레스나 걱정은 몸에 신호를 보내며, 긴장감을 높이고 에너지를 소진시킨다. 바로 이 과정에서 작동하는 것이 '코르티솔'이라는 스트레스 호르몬이다.

코르티솔은 단기적으로는 몸을 보호하고 에너지를 공급하는 역할을 하지만, 만성적으로 수치가 높아지면 건강에 심각한 영향을 미친다. 특히 30~40대 여성들은 직장과 가정에서의 책임감, 일상의 크고 작은 스트레스로 인해 코르티솔 수치가 높아질 위험이 크다. 높은 코르티솔 수치는 단순히 기분 문제를 넘어 수면 장애, 체중 증가, 면역력 저하 같은 신체적 문제로 이어질 수 있다. 결국 마음의 독소가 몸의 독소로 전환되어 건강에 악영향을 미치는 것이다.

그렇다면 코르티솔이 높다는 건 어떻게 알 수 있을까? 다음과 같은 두 가지 현상으로 파악할 수 있다.

- 잠들기 힘들거나 새벽에 깬다.
- 체중이 증가하고, 특히 복부 둘레가 커진다.

자다가 자주 깨는 현상은 스트레스와 높은 코르티솔 수치가 주된 원인일 수 있다. 코르티솔은 원래 하루 주기 리듬에 따라 분비되는 호르몬이다. 일반적으로 아침에 코르티솔 수치가 높아지면서 몸을 깨우고 하루를 시작할 준비를 하게 한다. 이후 낮 동안 점차 감소하다가 저녁에 가장 낮은 수준으로 떨어지며, 몸이 이완되고 수면을 준비하도록 돕는다.

그러나 스트레스를 받으면 코르티솔 수치가 저녁 늦게까지 높게 유지되거나, 새벽에 갑자기 급증하기도 한다. 이는 몸이 계속 '위기 상황'에 대비하고 있다고 착각하게 만들어, 수면의 질을 떨어뜨리고 중간에 깨어나게 만든다. 만약 깊이 잠들지 못하고 새벽 2~3시에 늘 깨는 사람이라면 코르티솔 리듬이 흐트러진 탓일 수 있다.

스트레스 상황에서 케이크나 쿠키가 떠오르는 당신, 지극히 정상이다. 코르티솔은 뇌에 에너지가 부족하다는 신호를 보내 고열량 음식을 찾도록 유도한다. 특히 당분과 지방이 많은 음식을 선호하게 되는데, 이는 즉각적인 에너지원으로 사용할 수 있기 때문이다.

코르티솔은 체내에서 지방을 저장하는 위치에도 영향을 미친다. 높은 코르티솔 수치는 지방을 복부 주위에 집중적으로 축적하도록 유도한다. 안 그래도 스트레스 받아 힘든데 뱃살까지 이중으로 나를 힘들게 만든다. 그뿐만이 아니다. 인슐린의 작용을 방해해 인슐린 저항성까지 유발한다. 혈당이 효과적으로 조절되지 않아 살이 쉽게 찌는 체질이 되는 것이다. 마지막으로 하나 더, 코르티솔 수치가 높아지면 포만감을 느끼는 호르몬인 렙틴 신호가 약해져 과식으로 이어지기 쉽다.

혹시 앞선 내용을 읽으면서 속이 답답해졌다면, 당신의 코르티솔 수치가 살짝 올라갔을지도 모른다. 하지만 걱정 마시라. 코르티솔도 결국 우리 손에 달렸다. 일상에서 간단히 실천할 수 있는 작은 습관들이 우리의 몸과 마음을 동시에 편안하게 만들어줄 것이다. 지금부터 코르티솔을 줄이는 비법들을 하나씩 알아보자.

1 | 가벼운 마사지 하기

목과 귀 사이를 부드럽게 자극하면 부교감 신경이 활성화되어 몸의 긴장을 완화하고 코르티솔 수치를 낮출 수 있다. 이때 괄사를 활용하면 좋다. 괄사는 중국 전통의 셀프 마사지 도구로, 근육을 이완시키고 혈액 순환을 촉진하는 데 효과적이다.

괄사 도구나 손가락을 이용해 목의 뒤쪽과 귀 아래를 부드럽게 쓸어내리듯 마사지한다. 이때 가벼운 압력으로 천천히 움직이는 것이 중요하다. 하루 1분씩이라도 반복하면 목과 어깨의 긴장이 풀리며, 스트레스가 줄어드는 것을 느낄 수 있다.

2 | 깊게 호흡하기

스트레스 지수가 높아질수록 교감 신경이 활성화되어 몸이 긴장 상태에 머물게 된다. 이를 상쇄하기 위해 부교감 신경을 활성화하면 몸이 이완되고 코르티솔 수치가 낮아진다. 부교감 신경은 몸을 '휴식 모드'로 전환하는 역할을 하며, 이를 통해 심박수와 호흡이 안정된다.

복식 호흡(배로 숨쉬기)은 부교감 신경을 활성화하는 가장 쉬운 방법이다. '6-6-6 호흡법' 혹은 '4-7-8 호흡법'을 시도해보자. 6-6-6 호흡법은 코로 6초간 숨을 들이마시고, 6초간 멈췄다가, 6초간 천천히 내쉰다. 마찬가지로 4-7-8 호흡법은 코로 4초간 숨을 들이마시고, 7초간 멈췄다가, 8초간 천천히 내쉰다. 몸이 긴장될 때 3회씩 반복하면 즉각적으로 긴장이 완화된다.

3 | 일기 쓰기

일기를 쓰는 것은 단순히 하루를 기록하는 것이 아니라, 감정과 생각을 정리하며 마음의 독소를 배출하는 과정이다. 일기를 통해 생각을 시각화하면 스트레스가 해소되고, 부정적인 감정을 객관적으로 바라볼 수 있게 된다.

매일 자기 전에 잠깐이라도, 내 감정 혹은 안고 있는 걱정을 솔직하게 쏟아내듯이 적어본다. '지금 내 마음을 가장 힘들게 하는 일은?' 또는 '오늘 내게 감사한 일은?' 같은 질문으로 시작해보자. 종이에 쓰는 행위 자체가 긴장을 줄이고 코르티솔 수치를 낮추는 데 도움을 준다.

4 | 식단 개선하기

식단은 스트레스와 코르티솔 수치에 직접적인 영향을 미친다. 당분이 많은 음식이나 카페인 섭취는 코르티솔을 증가시키므로, 이를 줄이고 코르티솔 안정에 도움을 주는 음식을 포함하는 것이 중요하다.

마그네슘이 풍부한 녹색 잎채소(시금치, 케일)는 신경계를 진정시키고 코르티솔 수치를 낮춘다. 오메가-3 지방산이 풍부한 연어, 고등어 같은 생선은 염증을 완화하고 스트레스 반응을 조절한다. 항산화 물질이 많은 베리류는 우리 몸의 산화 스트레스를 줄이는 데 효과적이다.

🔒 SUMMARY

1. 당독소(AGEs)란 당과 단백질이 결합하여 형성되는 독성 물질을 의미하며, 이 물질은 우리 몸 곳곳에서 염증 반응을 일으키고 세포 기능을 방해한다. 오늘날에는 노화와 대사 질환을 일으키는 물질로 주목받고 있다. 당독소를 줄이려면 굽기보다 찌기, 탄수화물 줄이기, 규칙적으로 운동하기를 실천한다.

2. 플라스틱의 화학 물질이 내분비계를 교란하고 호르몬 균형을 방해한다는 연구 결과는 꾸준히 보고되고 있다. 플라스틱이 분해되는 과정에서 생성되는 미세플라스틱은 더 큰 문제를 일으킨다. 플라스틱 대신 유리나 스테인리스, 지퍼백 대신 실리콘백을 사용한다.

3. 코르티솔은 단기적으로는 몸을 보호하고 에너지를 공급하는 역할을 하지만, 만성적으로 수치가 높아지면 단순히 기분 문제를 넘어 수면 장애, 체중 증가, 면역력 저하 등 건강에 심각한 영향을 미친다. 가벼운 마사지 하기, 깊게 호흡하기, 일기 쓰기, 식단 개선하기를 실천한다.

내가 생각하는
최고의 영양제

　30대에 접어들고 나니 생일이나 명절 선물로 영양제를 받는 일이 부쩍 많아졌다. 20대에는 생일마다 달달한 케이크나 예쁜 화장품을 주고받았는데, 이제는 "이거 관절에 좋대." 또는 "이거 먹으면 젊어진대."라는 말과 함께 영양제를 주고받는다.

　건강한 삶의 필수 조건이라 여겨지는 영양제. 그러다 보니 내가 평소에 어떤 영양제를 먹고 있는지 여쭤보시는 분들이 많은데, 이 질문을 받을 때마다 살짝 난감해진다. 왜냐하면 내가 챙기는 영양제는 정말 단출하기 때문이다. 가끔 오메가-3, 그리고 혈액 검사 결과 비타민 D가 부족하다고 나와 따로 챙겨 먹는 정도다. 그런데 이렇게 말하면 다음과 같은 반응이 돌아오곤 한다.

"아니, 건강에 관심 많으시면서 왜 영양제는 많이 안 드세요?"
"아직 나이가 어려서 필요성을 잘 모르시네요."

대한민국 건강기능식품 시장은 연간 약 6조 원 규모로, 식품 의약품안전처에 따르면 10년간 9만 개 안팎이던 판매업체 수가 2021년 처음으로 10만 개를 돌파하더니, 2022년에는 무려 12만 6,327개를 기록했다고 한다.* 이제 건기식(건강기능식품) 없으면 못 사는 시대가 온 걸까? 그야말로 '건기식 전성시대'다. 우리는 어쩌면 '건강이 걱정되는 세대'가 아니라 '영양제 없으면 불안한 세대'가 되어버린 건지도 모르겠다.

물론, 영양제는 우리 몸에 꼭 필요할 수 있다. 현대인의 식단이 불균형한 경우가 많으니 부족한 영양소를 보충하는 데 도움을 주는 것이 사실이다. 하지만 문제는 여기서 시작된다. 마치 영양제가 만병통치약처럼 광고되고, 소비자도 이를 맹목적으로 믿기 시작한 것이다. 게다가 꼭 필요하지도 않은 건강기능식품까지 가세했다.

최근 SNS를 보다가 흰 가운을 입은 전문직 종사자가 '10년 묵은 숙변을 없애주는 유산균'이라며 광고하는 것을 보고는 내 눈을 의심했다. 10년 묵은 숙변이란 애초에 존재하지 않기 때문이

---

* 기능성 농식품자원 정보서비스, 건강기능식품 유통·판매업체 현황, 출처 : 2023 식품의 약품 통계연보, 식품의약품안전처, https://t.ly/uYDTQ

다. 해당 제품을 판매하는 사람도 이 사실을 알고 있었을 것이다. 그러나 자극적인 문구는 소비자의 눈길을 끌고, 결국 "한 번 먹어볼까?"라는 생각을 하게 만든다. 이런 허위 과장 광고를 보고 있자면, 우리 모두가 영양제에 대해 조금 더 냉정해질 필요가 있다고 느낀다.

● 필요한 것과 과한 것 사이

현재 시중에는 비염 영양제, 관절 영양제, 피부 영양제, 노화 영양제 등 없는 게 없다. '내가 겪는 건강 고민 + 영양제' 조합으로 단어를 검색해보면 몇 분 동안 스크롤을 내려도 끝이 없는 페이지를 만나게 될 것이다. 물론 이 제품들이 어느 정도 효과가 있을 수도 있다. 하지만 확실하지도 않은 효과를 위해 매달 적게는 몇만 원, 많게는 수십만 원씩 투자하는 게 과연 합리적일까?

솔직히 나는 차라리 그 돈으로 좋은 고기를 한 번 더 사고, 유기농 채소를 장바구니에 담는 게 더 낫다고 생각한다. 게다가 영양제를 잘못 섭취하면 오히려 몸에 독이 될 수도 있다. 예를 들어, 일부 영양제는 간독성을 유발하거나 과잉 섭취로 신장에 부담을 줄수도 있다. 이쯤 되면 '건강 챙기려다 건강 잃는다'라는 말이 딱 맞다. 건강하게 먹으려다, 건강을 해치는 아이러니라니. 웃어야 할지 울어야 할지 모르겠다.

그럼에도 불구하고 우리에게 꼭 필요한 영양제도 있을 것이다. 그래서 나는 영양제를 고를 때 다음 두 가지 질문을 항상 던진다.

1 | 우리 몸에 정말 꼭 필요한 영양소인가?

다들 한 번쯤은 SNS에서 전문가의 영양제 추천 글이나 유명 연예인의 광고 영상을 보고 "그래, 나도 저거 먹으면 예뻐지고 건강해질 거야!"라고 혹했던 적이 있을 것이다. 부끄럽지만 나 역시 많은 돈을 써봤다. 하지만 기적은 일어나지 않았다.

염증은 무엇을 먹어서 없애기보다 무엇을 먹지 않느냐가 더 중요하다. 예를 들어보자. 매일 아침 우유 듬뿍 넣은 카페라테에 설탕을 타고, 점심엔 케이크를 디저트로 먹으며, 저녁에는 토핑 잔뜩 추가한 떡볶이를 먹는다. 그러면서 "괜찮아, 나는 영양제를 먹으니까."라고 스스로를 설득한다면? 엄밀히 말해, 염증은 영양제가 아니라 식습관이 관리해야 할 문제다. 설탕, 밀가루, 유제품처럼 염증을 촉진하는 음식을 즐기면서 영양제 한 포에 모든 걸 기대하는 건 방향을 완전히 잘못 잡은 격이다.

사실 나도 한때 이런 잘못된 기대를 품었던 적이 있다. "이 영양제 하나만 먹으면 피부 트러블도 없어지고, 소화도 잘되고, 인생이 바뀌겠지?"라는 생각으로 비싼 영양제를 한가득 주문했다. 하지만 몇 달 후 거울 속의 나는 여전히 똑같았고, 새로 개발된 성분이라며 광고하는 영양제에 또 눈을 돌리며 살지 말지 고민하고 있었다. 그러다 깨달았다. 건강에는 지름길이 없다는 사실을.

염증 관리의 첫걸음은 영양제가 아니라 식습관이다. 매일 설탕 덩어리 음식과 가공식품을 즐기면서 영양제와 건기식에만 의존하는 건, 우리나라 건기식 시장의 규모를 키우는 데 일조할 뿐이다. 영양제는 보조 수단일 뿐, 무엇을 먹지 않을지부터 결정하는 것이 건강 관리의 시작이다.

영양제를 먹어도 변화를 알 수 없었는데, 스무디를 마시고 변화를 체감한다는 후기가 쏟아지는 것만 봐도 음식의 역할이 얼마나 중요한지 알 수 있다. 그러니 지갑을 열기 전에 냉장고부터 한 번 열어보자. 그 안에 설탕과 밀가루가 든 음식을 줄이는 것이야말로 염증을 없애는 진짜 첫걸음이 아닐까? 그리고 나서야 영양제를 고르는 것이 더 현명하지 않을까?

2 | 음식으로 보충하기 힘든 영양소인가?

대부분의 영양제는 음식을 대체할 수 없다. 아무리 좋다는 비타민과 미네랄이 가득 들어 있다는 종합 비타민 한 알도, 신선한 채소와 과일에 들어 있는 수십 가지의 피토케미컬에 비하지는 못한다. 피토케미컬은 단순히 비타민이나 미네랄이 아니라, 우리 몸의 면역력과 염증 반응을 조절하고, 세포를 보호하는 데 중요한 역할을 한다. 그런데 종합 비타민 한 알로 그 모든 복합적인 효과를 얻으려고 한다면?

음식이 기본이어야 한다는 원칙은 누구나 동의할 것이다. 하지만 현실은 또 다르다. 건강한 식습관을 지키고 있다고 자부하는 나조차도 예외는 아니었다. 건강검진 결과, 나의 비타민 D 수치가 결핍이라는 사실을 알게 되었을 때의 충격이란! 매일 신선한 채소와 과일을 먹고, 식단에 신경 쓰고 있다고 믿었는데 말이다.

이유는 무엇일까? 비타민 D는 음식보다 햇볕을 통해 체내에서 자연적으로 합성되는 영양소다. 하지만 현대인의 생활 방식은 비타민 D 합성을 방해하기 딱 좋다. 실내에서 보내는 시간이 많고, 밖에 나갈 때도 자외선 차단제를 꼼꼼히 발라 햇볕에 노출되는 시간이 극히 적다. 나도 크게 다르지 않았다. 실내에서 일하거나 공부하느라 햇볕을 쬘 틈이 없었고, 잠깐이라도 나갈 일이 생기면 자외선 차단제를 듬뿍 바르고 완벽히 무장한 채 걸어 다녔으니, 비타민 D가 부족해진 것은 어쩌면 당연한 결과였다.

비타민 D는 음식만으로는 충분히 보충하기 어렵다. 사실 비타민 D가 많이 함유된 음식이라고 해봐야 고등어, 연어, 달걀노른자 같은 특정 식품 정도인데, 음식으로 몸이 요구하는 필요량을 모두 섭취하는 것은 현실적으로 쉽지 않다.

그래서 나는 비타민 D는 영양제로 보충하기로 했다. '햇볕 비타민'이라는 별명이 붙을 정도로 필수적인 이 영양소는 뼈 건강, 면역력, 염증 관리에 중요한 역할을 한다. 비타민 D가 부족하면 뼈가 약해지는 것은 물론이고, 면역력이 떨어져 작은 감염에도 쉽게 노출될 수 있다. 이렇게 영양제는 혈액 검사 혹은 전문의와의 상담 등을 통해 내 몸을 객관적으로 파악하고 필요 여부를 따져본 뒤, 적절히 활용한다면 건강을 지키는 합리적인 방법이 될 것이다.

● 영양제보다 더 중요한 것

건강을 챙기기 위해 영양제를 고민하는 것도 좋지만, 사실 내 생각에 최고의 영양제는 따로 있다. 공장에서 약병으로 나오는 것이 아니라, 우리가 매일 실천할 수 있는 작은 습관들이다. 비싸고 복잡한 보충제가 아니라, 간헐적 단식, 하루 한 잔 스무디, 그리고 해산물 섭취 같은 간단한 실천이야말로 몸을 건강하게 유지하는 데 큰 도움이 된다. 이제 각각의 항목을 하나씩 살펴보자.

1 | 간헐적 단식, 몸에 휴식을 주는 시간

간헐적 단식은 하루 중 일정 시간 동안 음식을 섭취하지 않고, 몸이 소화 대신 재생과 회복에 집중하도록 돕는 방법이다. 우리 몸은 음식이 들어오지 않으면 혼자서 대단한 일을 해낸다. 혈당을 조절하고 염증을 줄이고 세포 재생을 촉진하는 것이다. 특히 단식 중에 자가포식(autophagy)이라는 과정이 활성화되는데, 이는 손상된 세포와 노폐물을 청소해주는 신체의 자연정화 시스템이다.

그런데 단식이라고 해서, 절대 단식원에 들어가 물만 먹는 생활을 상상하지는 말았으면 한다. 16:8 방식(16시간 단식, 8시간 식사)은 실천하기 쉽고 효과적인 단식 방법으로 널리 알려져 있다. 하루 세 끼 중 두 끼만 먹고 나머지 시간은 음식을 먹지 않는 것이다. 왜 하필 16시간일까? 우리 몸은 단식 후 12시간이 지난 시점부터 인슐린 농도가 급격히 감소해 지방 소모가 가장 많이 일어나기 때문이다.*

간헐적 단식의 핵심은 인슐린 분비를 낮추는 것이다. 인슐린은 혈액 속의 당분을 세포로 들어가게 해서 혈당을 낮춰주는 역할을 하지만, 또 다른 별명이 있다. 바로 '지방 저장 호르몬'이다. 지방은 인슐린이 많이 분비되는 동안에는 주로 쓰이지 못하고 차곡차곡 쌓인다. 다행히 우리가 일정 시간 이상 먹지 않을 경우, 몸은 저장된 탄수화물을 에너지원으로 쓰고 이마저도 다 쓰면 지방을 에너지원으로 활용한다.

그러나 모든 사람이 16:8 단식을 실천할 수 있는 환경에 있는 것은 아니다. "3교대 업무를 해서 근무 중에는 뭐라도 먹어야 해

---

*   Harvard Health Publishing, "Time to try intermittent fasting?", Harvard Medical School, 2023.04.15., https://www.health.harvard.edu/heart-health/time-to-try-intermittent-fasting

요.” 혹은 “아이를 육아하다 보면 8시간 안에 모든 식사를 끝내기가 어려워요.” 하는 분들도 많았다. 억지로 16시간을 지키려다 처음부터 너무 많은 스트레스를 받지는 말았으면 한다. 최소 12시간 단식부터 시작해보자. 단식하는 동안에는 열량이 없는 물이나 카페인이 없는 차 정도를 섭취한다.

단식 후 첫 식사도 무척 중요하다. 나는 평소 낮 12시에 첫 식사를 한다. 시간상으로는 점심이지만 사실상 아침 식사인 것이다. 아침은 영어 단어 ‘breakfast’에서 알 수 있듯이, 단식(fast)을 깨트리는(break) 식사다. 아침 첫 식사에서 가장 중요한 것은 혈당 스파이크를 일으키지 않는 것이다. 만약 이걸 메이플 시럽 범벅 팬케이크로 시작하면 어떻게 될까? 혈당이 롤러코스터를 타고, 하루 종일 식욕이 폭주할 것이다. 이걸 어떻게 아냐고? 내가 바로 주말마다 미국식 팬케이크 가게에서 브런치를 즐기던 사람이었기 때문이다.

단식을 깨는 첫 끼는 하루의 ‘리셋 버튼’과도 같다. 이때 혈당이 급등하면, 하루 종일 배고픔과 허기를 반복하며 음식에 끌려다니기 쉽다. 반대로 혈당을 안정적으로 유지하면 에너지가 지속되고, 집중력도 높아진다. 이를 위해 필요한 두 가지가 바로 단백질과 식이섬유다. 단백질은 혈당을 천천히 올리고, 식이섬유는 포만감을 오래 유지하며 장 건강까지 챙길 수 있다. 한마디로, 단백질과 식이섬유는 아침 식사의 황금 듀오다.

그렇다면 아침부터 풀 잔뜩 올린 샐러드를 먹어야 할까? 그렇지 않다. 나는 아침으로 앞서 소개했던 '베르 정식'을 추천한다. 베르베르 스무디 한 잔, 달걀 두어 개 그리고 사과, 고구마, 토스트 등의 탄수화물 약간이다. 이렇게 단백질과 식이섬유를 중심으로 첫 끼를 구성하면, 식사 후 몇 시간 동안 배고픔을 잊을 수 있다. 그뿐만 아니라 신체가 필요로 하는 영양소를 채워주므로 하루 내내 균형 잡힌 식사를 이어가기에도 좋다. 팬케이크나 시리얼 같은 유혹은 잠시 접어두고, 단백질과 식이섬유로 아침을 시작해보자. 몸도 마음도 만족스러운 하루가 될 것이다.

2 | 하루 한 잔 베르베르 스무디 습관

채소 섭취를 가장 쉽고 맛있게 도와주는 방법은 단연 스무디다. 영양제는 간편하고 빠르게 특정 영양소를 보충해주지만, 자연에서 온 신선한 채소가 제공하는 복합 영양소를 완전히 대체할 수는 없다. 앞서 여러 번 언급했듯이 하루 한 잔 스무디는 비타민, 미네랄, 식이섬유, 피토케미컬을 한 번에 섭취할 수 있는 가장 간단한 방법이다. 특히 베르베르 스무디의 베이스인 십자화과 채소(케일, 브로콜리, 양배추 등)는 항염증 효과, 면역력 강화, 그리고 해독 작용에 탁월하다. 장 건강 개선은 두말하면 잔소리다.

간혹 유산균(프로바이오틱스)을 먹는데도 변비 탈출이 어렵다고 말하는 분도 있다. 사실 과거 내 사연이기도 하다. 개인마다 잘 맞는 유산균 균주가 다르다길래 얼마나 다양하게도 먹었는지 모른다. 그러나 가장 중요한 알맹이를 놓치고 있었다. 많은 사람이 유산균이 장 건강에 좋다는 사실을 알지만, 정작 프리바이오틱스와의 관계를 놓치고 있는 경우가 많다.

프로바이오틱스는 유익균 그 자체이고, 프리바이오틱스는 그 유익균이 먹고 자라나는 데 필요한 식이섬유 같은 영양소다. 쉽게 말해 프로바이오틱스는 '유익균'이고, 프리바이오틱스는 '유익균의 먹이'라고 생각하면 된다. 프리바이오틱스가 충분해야 유익균이 장에서 잘 정착하고 증식할 가능성이 높아진다. 따라서 유산균을 섭취할 때는 채소, 과일, 통곡물 등 식이섬유가 풍부한 음식과 함께 섭취해야 장 건강을 온전히 챙길 수 있다. 그러니까, 베르베르 스무디!

3 | 내 식단의 오메가 비율 따지기

많은 사람에게 사랑받는 영양제 중 하나가 바로 오메가-3다. 우리가 흔히 먹는 튀김, 가공식품, 육류 등에는 오메가-6가 풍부하다. 문제는 오메가-6를 필요 이상 섭취하면 염증을 촉진하고 건강에 악영향을 미친다는 것이다. 적정량의 오메가-6는 우리 몸에 필요한 에너지를 제공하지만, 현대 식단은 오메가-6와 오메가-3의 비율이 평균 20:1까지 기울어져 있다. 이상적인 비율인 4:1과는 거리가 먼 것이다. 이는 마치 신발 한 짝만 신고 뛰는 것과 같다. 균형이 깨진 상황에서 건강한 몸을 기대하기는 어렵다.

어느 다큐멘터리에서 본 충격적인 사실이 있다. 마블링이 훌륭한 값비싼 한우의 오메가-3:오메가-6 비율이 무려 1:100을 훌쩍 넘는다는 것이다. 문제는 우리가 자랑스럽게 생각하는 한우가 이런 극단적인 비율을 가지게 된 이유다. 바로 곡물 사료 때문이다. 소가 원래 자연에서 섭취하던 풀(목초)이 아닌 옥수수, 대두 같은 곡물로 키워지면서, 고기에 포함된 오메가-6 지방산의 비율이 크게 높아지게 된 것이다.

이의 대안으로 목초를 사료로 먹인 목초육이 있다. 목초육은 소가 원래 먹어야 할 풀을 먹고 자랐기 때문에, 고기의 지방 구성도 자연스럽게 건강한 비율을 가진다. 특히, 목초를 먹인 소는 곡물 사료를 먹인 소에 비해 오메가-6 지방산이 낮고, 오메가-3 지방산이 더 풍부하다. 연구에 따르면 목초육의 오메가-3:오메가-6 비율은 이상적인 1:2~1:3 수준으로, 심혈관 건강과 염증 완화에 긍정적인 영향을 줄 수 있다. 이는 곡물 사료를 먹인 한우의 비율과 비교했을 때 확연한 차이를 보여준다.

그렇지만 이 사실을 알고도 나는 여전히 맛있는 한우를 포기할 수 없다. 마블링이 아름다운 한우 등심을 구워 먹을 때의 풍미와 감칠맛에 길들여졌기 때문일까. 아무리 건강을 위해 목초육이 더 낫다고 해도, 한우의 고소함과 부드러움은 너무나 매력적이다. 그래서 나는 현실적인 타협안을 찾았다. 평소에는 오메가-3가 풍부한 해산물을 꾸준히 먹고, 특별한 날에는 한우를 즐기는 것이다.

이러한 식단의 불균형을 해결할 열쇠가 바로 오메가-3 지방산이다. 오메가-3는 심혈관 건강, 뇌 기능 유지, 염증 완화에 중요한 역할을 한다. 연구에 따르면, 오메가-3가 풍부한 식단은 심혈관 질환의 위험을 줄이고, 우울증과 같은 정신 건강 문제를 완화하며, 인지 기능을 향상하는 데도 효과적이다. 특히 연어, 고등어 같은 지방이 많은 생선은 오메가-3의 최적의 공급원이다.

문제는 우리가 아무리 해산물을 챙겨 먹더라도, 현대 식단은 여전히 오메가-6 과잉 섭취를 유도한다는 점이다. 튀김, 드레싱, 가공된 간식의 식용유와 마요네즈에는 오메가-6가 잔뜩 들어 있다. 그래서 필요한 경우에는 오메가-3 영양제를 챙겨 균형을 맞추는 것이 현명하다.

하지만 영양제를 고를 때도 주의해야 한다. 시중에 많은 오메가-3 제품이 있지만, EPA와 DHA 함량이 높은 제품을 선택하는 것이 중요하다.* 식약처에 따르면, EPA와 DHA의 일일 권장 섭취량은 500~2,000mg이다.** 특히 산패 관리와 중금속 관리에 신경을 써야 한다. 오메가-3의 품질을 평가할 수 있는 대표적인 척도인 IFOS(국제 어유 인증 프로그램) 혹은 GOED(국제 오메가 협회)의 인증을 받았는지 확인해보자. '저렴한 가격에 대용량'이란 말에 혹해 품질 낮은 제품을 고르면, 오메가-3를 먹으면서도 오히려 산패된 기름을 섭취할 위험이 있다.

🄬 SUMMARY

1. 영양제를 고를 때는 우리 몸에 정말 꼭 필요한 영양소인지, 음식으로 보충하기 힘든 영양소인지 점검해본다. 또한 혈액 검사 혹은 전문의와의 상담 등을 통해 내 몸을 객관적으로 파악하고 필요 여부를 따져본 뒤, 적절히 활용한다면 건강을 지키는 합리적인 방법이 될 것이다.

2. 건강을 챙기기 위해 영양제를 고민하는 것도 좋지만, 최고의 영양제는 우리가 매일 실천할 수 있는 작은 습관들이다. 간헐적 단식, 하루 한 잔 스무디, 그리고 해산물 섭취 같은 간단한 실천이야말로 몸을 건강하게 유지하는 데 큰 도움이 된다.

나도 모르게
채소 섭취를 늘리는 3가지 비결

고기보다 채소가 더 비싸다는 현실에 다들 고개를 끄덕일 것이다. 밖에서 사 먹는 한식 도시락을 떠올려보자. 절반은 백미, 나머지 절반은 양념한 고기반찬에 김치 약간. 채소라고는 조금씩 얹어진 나물무침 정도다. 그러다 보니 하루에 채소를 거의 섭취하지 않고 지나가버리는 날도 많다. 샐러드 같은 음식을 억지로 먹지 않으면 그나마 먹는 채소가 김치뿐인 상황이 일상적이다.

채소 섭취의 중요성을 모르는 사람은 없다. 채소가 식이섬유와 비타민, 미네랄의 훌륭한 공급원이라는 건 누구나 알고 있다. 특히 20~40대 여성에게 흔한 장 트러블, 피부 트러블, 심지어 기분 변화까지도 채소 섭취와 밀접한 관련이 있다. 장 건강은 제2의 뇌라고 불릴 만큼 감정 조절과도 연결되어 있다. 예민하고 우울했던 하루가 채소 한 접시로 조금 더 나아질 수 있다면 얼마나 좋을까? 문제는 이걸 아는 것과 실천하는 건 별개라는 점이다.

냉장고 안을 떠올려 보자. 시장이나 마트에서 의욕적으로 장을 본 채소들이 비닐째 그대로 방치되어 시들어가는 모습을 한 번쯤 본 적이 있을 것이다. 장을 볼 때만 해도 이번 주는 건강하게 먹어야겠다고 다짐했지만, 정작 요리하려면 손질부터 부담스럽고 귀찮다. 그러다 보니 배달 앱을 켜고야 만다. 채소가 중요하다는 말을 들으면 "맞아, 채소를 먹어야지!" 하면서도 매번 이런 악순환이 반복된다. 나도 한때는 이런 악순환의 주인공이었다.

채소를 먹으려면 맛있고 손쉽게 섭취할 방법이 필요하다. 하지만 쉽게 손이 가지 않는 게 현실이었다. 스무디가 그나마 채소를 섭취할 유일한 방법이었던 시절, 나는 자주 이런 생각을 했다. "왜 이렇게 채소를 먹기 어렵게 만들어났지? 맛도 별로, 손질도 귀찮아." 심지어 스무디 외에는 채소를 먹을 일이 거의 없었다. 채소 섭취의 중요성을 머리로는 이해하고 있었지만, 이를 맛있고 손쉽게 실천하는 방법을 몰랐기 때문이다.

지금은 스무디 외에도 생활 속에서 정말 자연스럽게, 나도 모르게 채소 섭취를 늘릴 수 있는 몇 가지 방법을 찾아내 실천하고 있다. 여러분께도 이 비결을 소개하고 싶다. 사실, 채소를 먹는 일은 부담스럽거나 억지스러울 필요가 없다. 오히려 소소한 습관 하나로 채소와 친해질 수 있다. 채소를 '먹어야만 하는 것'에서 '먹고 싶은 것'으로 바꾸는 건 우리 생활 속 작은 변화에서 시작된다.

● 활용도 높은 라페 김장하기

몇 년 전, 성수동의 유명한 샌드위치 가게에서 샌드위치를 주문한 적이 있다. 샌드위치와 함께 조그마한 종지에 채 썬 당근이 나왔는데, 처음에는 '웬 생당근?' 하며 의아했다. 그런데 한 입 먹어보는 순간, 당근이 이렇게 맛있을 수 있구나 하고 놀랐다. 그건 바로 당근라페였다. 라페의 맛에 반해 따로 주문해 집에 싸 오기까지 했던 그날이 아직도 기억난다.

라페는 프랑스어로 '강판에 간다'라는 뜻이며, 일종의 채소절임이다. 주로 당근을 활용하지만, 아삭한 식감의 채소라면 무엇이든 라페로 만들 수 있다. 나는 당근라페 외에도 양배추와 비트를 활용한 라페를 자주 만들어둔다. 기름진 음식을 먹을 때 곁들이면 느끼함을 잡아줄 뿐 아니라, 반찬으로 먹거나 샌드위치 재료로 활용하기에도 그만이다. 무엇보다 라페는 만들기도 쉽고 활용도가 높아 생활 속에서 자연스럽게 채소 섭취를 늘릴 수 있다.

라페를 만드는 방법은 아주 간단하다. 얇게 채 썬 채소에 소금,

식초, 약간의 올리브오일을 넣고 버무려 숙성하면 끝이다. 다음은
내가 즐겨 사용하는 당근라페 레시피다.

1 | 당근라페

재료 당근 2개(약 250g), 엑스트라 버진 올리브오일 3큰술, 화이
트발사믹식초 3큰술, 홀그레인머스터드 1/2큰술, 레몬즙 1/2큰
술, 소금 약간, 후추 약간

레시피

1 당근을 얇게 채 썰어 준비한다.
2 준비한 당근에 소금과 후추를 약간 넣고 잘 섞는다.

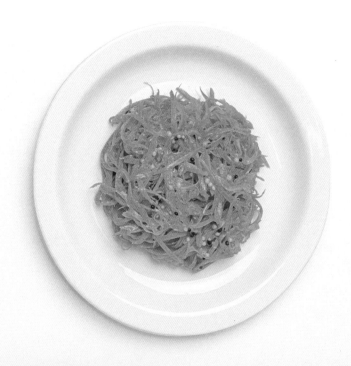

3 올리브오일, 화이트발사믹식초, 홀그레인머스터드, 레몬즙을 넣고 고루 버무린다.

4 냉장고에서 2~3시간 정도 숙성해 완성한다.

2 | 비트라페

재료　비트 1개(약 500g), 엑스트라 버진 올리브오일 4큰술, 화이트발사믹식초 4큰술, 홀그레인머스터드 1큰술, 레몬즙 1큰술, 소금 약간, 후추 약간

레시피

1 비트는 세척 후 껍질을 깨끗하게 벗긴다.

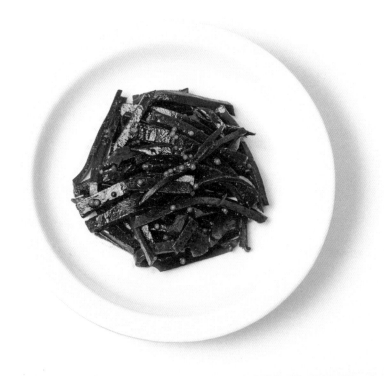

2 찜기에 올려 젓가락이 푹 들어갈 정도로 찐다(대략 30~40분).

3 찐 비트를 적당히 채 썰어 준비한다.

4 올리브오일, 화이트발사믹식초, 홀그레인머스터드, 레몬즙,
소금, 후추를 넣고 고루 버무린다.

5 냉장고에서 2~3시간 정도 숙성해 완성한다.

TIP

- 비트는 익히지 않으면 특유의 떫은맛이 나지만, 익히면 달달
함이 살아난다.

- 생비트는 배탈을 유발할 수 있으므로 반드시 익힌다.

라페 덕분에 채소 섭취량이 얼마나 늘었는지, 한 번에 당근 10
개를 쌓아두고 라페를 만들 때도 있었다. 그 광경을 본 남편이 "당
근으로 김장해?"라며 농담할 정도였다. 라페는 그만큼 간단하면
서도 매력적인 방법으로, 채소를 더 맛있고 손쉽게 즐길 수 있는
비결이다.

● 건강 간식 채소 스틱 만들어두기

고등학생 시절, 야간 자율 학습 시간에 먹는 간식은 내 유일한
낙이었다. 다들 저녁 먹고 매점으로 몰려가 과자를 사 오는데, 한
친구만 유독 달랐다. 그 친구는 집에서 당근, 오이, 샐러리 같은 채

소를 막대 모양으로 잘라 가져 왔다. 과자를 먹으면 속이 부대껴서 공부가 안된다는 게 이유였다. 몽쉘 6개가 들어 있는 상자 한 통을 순식간에 해치우는 나로서는 도무지 이해되지 않는 광경이었다. 오히려 충격에 가까웠다.

시간이 흘러 미국에서 교생 실습을 하던 대학교 2학년 시절, 간식 시간에 아이들이 집에서 싸 온 간식을 먹는 모습을 보고 또 한 번 문화 충격을 받았다. 신기하게도 봉지 안에 들어 있던 베이비 캐럿은 아이들 간식의 단골손님이었다. 어린아이들이 당근을 오도독 씹어 먹는 모습이 귀여우면서도 참 낯설었던 기억이 난다.

그랬던 내가 지금은 채소 스틱을 즐긴다. 오이, 당근, 샐러리를

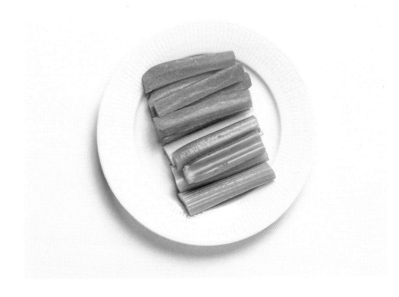

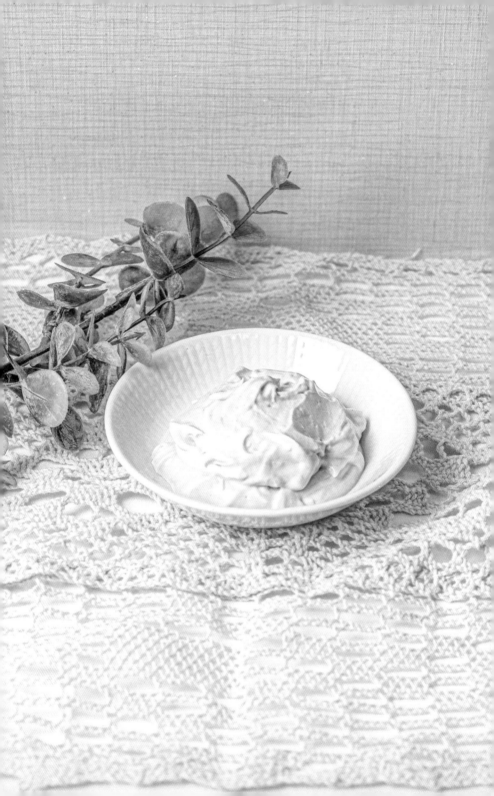

막대 모양으로 썰어 냉장고에 두고 배고플 때마다 꺼내 먹는다. 다만, 채소 스틱을 제대로 즐기려면 중요한 포인트가 있다. 바로 소스다. 채소 스틱에 흔히 곁들이는 시저 드레싱이나 마요네즈소스는 사실 건강에 도움이 되지 않는다. 이 소스들에는 생각보다 높은 열량과 과잉 지방, 나트륨이 포함되어 있기 때문이다.

시저 드레싱은 크리미한 질감을 내기 위해 치즈, 마요네즈, 크림 등을 혼합해 만들어지는데, 한 스푼만으로도 높은 열량을 섭취하게 된다. 게다가 나트륨 함량이 높아 몸속에 불필요한 염분을 더할 수 있다. 마요네즈소스 또한 비슷한 문제를 가지고 있다. 마요네즈는 대부분 식용유와 달걀, 그리고 감미료로 만들어지는데, 가볍게 먹는 간식에 비해 지방 함량이 지나치게 높다.

따라서 건강하게 채소를 즐기려면 소스 선택도 신중해야 한다. 채소를 더 맛있게 즐길 수 있으면서도, 건강을 해치지 않는 다음 두 가지 소스를 추천한다. 두부크림치즈는 고소하고 담백한 맛이 채소와 찰떡궁합이며, 핑크크림소스는 고소하면서도 달콤한 맛이 채소 스틱을 더욱 맛있게 만들어준다. 만드는 방법도 무척 간단하니 꼭 시도해보길 바란다.

1 | 두부크림치즈

재료 캐슈너트 150g, 두부 150g, 레몬즙 1/2큰술, 소금 약간, 물 (또는 두유) 30mL

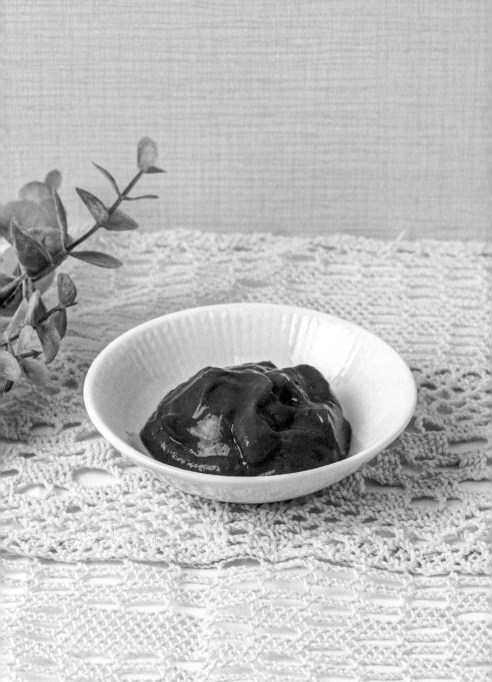

1 모든 재료를 손질해 준비한다.

2 블렌더(믹서)에 넣고 곱게 갈아 부드러운 두부크림치즈를 완성

   한다.

TIP

- 캐슈너트와 두부는 1:1 비율로 준비한다.

- 물 또는 두유로 농도를 조절한다.

2 | 핑크크림소스

재료　찐 비트 130g, 두부 80g, 엑스트라 버진 올리브오일 1큰

술, 레몬즙 1/2큰술, 소금 약간

레시피

1 모든 재료를 손질해 준비한다.

2 블렌더(믹서)에 넣고 갈아 선명한 핑크빛의 핑크크림소스를

   완성한다.

TIP

- 취향에 따라 꿀 1큰술을 추가해 단맛을 더해도 된다.

● 만능 채소볶음 만들어 활용하기

부엌에서 칼질하고 프라이팬을 꺼내는 일이 부담스럽게 느껴지

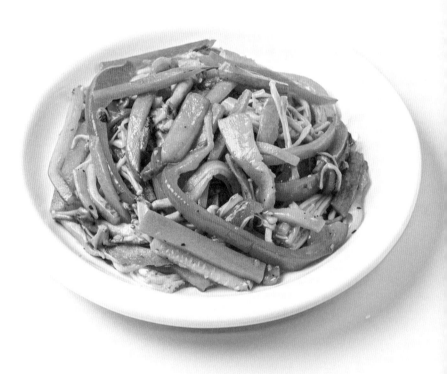

는 건 누구나 마찬가지다. 그래도 막상 채소를 볶아둔다면 3~4일 정도 다양한 요리에 활용할 수 있어 채소 섭취가 훨씬 쉬워진다. 한 번에 다량의 채소를 손질해 볶아두면, 그것만큼 만능인 반찬이 없다. 밥 위에 얹어 덮밥으로 먹어도 좋고, 파스타나 국수에 곁들여도 잘 어울리며, 심지어 토스트 속재료로 활용해도 손색이 없다.

1 | 채소볶음

재료 양파 1개, 당근 1개, 애호박 1개, 빨간 파프리카 1개, 팽이버섯 200g

양념 엑스트라 버진 올리브오일 2큰술, 다진 마늘 1큰술, 소금 약간, 후추 약간

레시피

1 양파, 당근, 애호박, 빨간 파프리카를 먹기 좋은 크기로 채 썬다.

2 팽이버섯도 손질해 준비한다.

3 팬에 올리브오일을 두르고 다진 마늘을 볶아 향을 낸다.

4 채소를 넣고 강불로 볶는다. 양파, 당근처럼 단단한 채소부터 넣고, 애호박과 파프리카, 팽이버섯처럼 빨리 익는 채소는 나중에 추가한다.

5 소금과 후추로 간하고, 원한다면 간장으로 감칠맛을 더한다.

6 채소가 적당히 익으면 불을 끄고, 잘 식힌 후 밀폐 용기에 담아 냉장 보관을 한다.

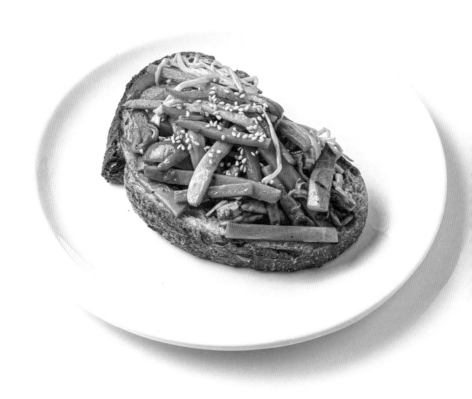

- 취향에 따라 간장 1큰술을 추가해 감칠맛을 더해도 된다.
- 채소볶음은 약 3~4일간 여러 요리에 활용할 수 있다.

2 | 채소볶음 활용법

• **채소덮밥** : 따뜻한 밥 위에 채소볶음을 듬뿍 얹고 반숙란을 올려 마무리한다. 고소한 참기름 몇 방울을 더하면 완벽한 한 끼가 된다.

• **채소토스트** : 식빵 위에 케첩, 마요네즈 등 원하는 소스를 바르고 채소볶음을 얹은 후, 슬라이스 치즈를 올려 오븐에 구우면 영양 만점 브런치가 완성된다.

한 번 손질해두면 끼니마다 채소를 따로 준비하지 않아도 되는 게 가장 큰 장점이다. 요리에 바로 활용할 수 있으니 채소를 자연스럽게 더 많이 섭취하게 된다. 평소 채소를 챙겨 먹기가 어렵다면, 이 채소볶음 한 통이 새로운 식사 습관의 시작이 될 것이다. 어렵지 않으니 오늘 저녁에 한번 도전해보자.

어제보다 오늘 더
행복해지고 싶다면

사람은 누구나 자기만 아는 자신이 있다. 밖에서는 밝고 씩씩한 모습으로 지내지만, 마음 한구석에는 자기만의 동굴을 파고 싶은 순간이 찾아오곤 한다. 나도 종종 그런 기분에 휩싸인다. 별다른 문제가 없는데도 이유를 알 수 없는 불안감과 공허함이 몰려올 때 말이다. 그럴 때마다 나는 스스로에게 이 세 가지를 묻는다.

행복 Check List

☑ **건강은 괜찮은가?**

☑ **내가 어제보다 조금이라도 나아졌는가?**

☑ **지금 나를 행복하게 하는 건 무엇인가?**

질문의 답을 찾아가는 과정에는 늘 행복의 베스트 프렌드 삼총 사인 건강, 성장, 도파민이 있다.

● 건강 상태 : 다정함은 체력에서 나온다

몸이 힘들면 작은 일에도 쉽게 짜증이 난다. 평소라면 별일 아니라며 넘길 수 있는 일도 예민하게 받아들이고 공격적으로 반응한다. 내가 이 사실을 확실히 깨달은 날이 있다. 어느 날, 몸이 너무 피곤했던 나는 남편이 벗어놓은 양말 한 켤레를 보고 폭발하고 말았다. 왜 이렇게 양말을 뒤집어 놓느냐며 남편에게 전화로 다다다 쏟아부은 것이다. 지금 생각해보면 웃음이 나는 장면이다. 그날은 왜 그리 화가 났을까? 문제는 양말이 아니라 내 바닥난 체력이었다.

행복은 체력과 비례한다. 몸이 지치고 힘들면 작은 일에도 짜증이 나고, 좋은 일도 제대로 느낄 수 없다. 반대로, 몸이 건강하고 에너지가 넘칠 때, 행복은 자연스럽게 따라온다. 그래서 나는 기분이 안 좋을 때마다 몸을 먼저 점검한다.

직장에서 힘든 일이 있던 시기, 늘 퇴근 후 곧장 헬스장으로 달려갔다. 처음엔 러닝머신 위에 발을 올리는 것조차 힘들었지만, 뛰기 시작하면 어느새 나를 잠식하던 우울한 감정이 조금씩 걷히곤 했다. 땀을 흘리고 나면 어쩐지 모든 일이 별거 아닌 것처럼 느껴졌다. 심지어 남편의 뒤집어진 양말도 그냥 귀엽게 넘어가게 된다.

지금 행복하지 않다면 몸의 신호부터 점검해보자. 특히 식단은 우리의 에너지와 감정 상태에 큰 영향을 미친다. 아침을 대충 넘기거나 커피 한 잔으로 때우고, 점심은 기름진 음식으로 배를 채운 뒤, 저녁에는 야식으로 마무리하는 식이라면, 몸이 지쳐 행복감을 느낄 여유가 없을지도 모른다. 하루 종일 의자에 붙어 있다면 간단한 스트레칭부터 시작해보자. 수면이 부족하다면 자기 전 휴대폰 대신 책 한 권을 잡는 것도 좋은 방법이다. 몸이 웃으면 마음도 따라 웃는다. 결국 행복은 몸에서부터 시작된다.

● 한 뼘의 성장 : 제자리에 머물러 있으면 행복하기 어렵다

어디선가 재미있는 글을 읽었다. 인간의 행복은 상대적이라는 이야기였다. 우리는 본능적으로 남들과 자신을 비교하며 행복지수를 가늠한다는 것이다. 문제는 이 비교가 행복을 빼앗아간다는 점이다. 다른 사람의 성공이 마치 나의 실패처럼 느껴지는 순간, 우리는 눈 깜짝할 사이에 불행에 빠지게 된다. "왜 나는 저 사람처럼 빠르게 성장하지 못할까?" 혹은 "나는 왜 제자리에 머물러 있는 걸까?" 이런 생각들은 끝없는 비교의 늪으로 우리를 끌고 들어간다.

하지만 이 늪에서 벗어나는 방법은 의외로 간단하다. 다른 사람에게 향하던 시선을 거두고, 그 시선을 나에게로 돌리는 것이다. 오늘의 나와 어제의 나를 비교해보자. 나만의 속도로 나아가고 있다는 사실을 깨닫는 순간, 비교의 늪은 오히려 성장의 발판이 된다.

1 | 성장은 인간의 본능이다

우리가 제자리에 머물러 있을 때 불행하다고 느끼는 이유는 간단하다. 인간은 본능적으로 배우고 성장하며 새로운 것을 추구하도록 설계된 존재이기 때문이다. 걸음마를 배우고, 학교에서 공부하며, 일터에서 경력을 쌓는 등 우리의 삶은 끊임없는 변화와 발전 속에서 완성된다. 그런데 이런 궤도가 멈춘 듯 느껴지면, 우리는 본능적으로 정체되고 있다는 불안감을 느낀다.

새로운 기술을 배우거나 취미를 시작했을 때 느끼는 흥분과 성취감을 떠올려보자. 반대로 아무것도 배우지 않고 반복적인 일상을 보내는 날이 이어질 때, 우리는 무료함과 무기력을 느끼게 된다. 이는 우리가 본능적으로 성장하고자 하는 욕구가 있기 때문이다.

우리는 어떤 성취를 이루더라도 금세 익숙해지고, 더 큰 자극이나 성취를 원하게 된다. 한 번 승진했다고 해서 평생 행복할 수 없고, 한 번 여행을 갔다고 해서 영원히 만족할 수 없는 이유다. 이는 마치 시시포스의 돌을 떠올리게 한다. 그리스 신화 속 시시포스는 끝없이 돌을 산 위로 밀어 올리는 형벌을 받았다. 매번 정상에 다

다를 때쯤, 돌은 다시 아래로 굴러떨어지고, 그는 또다시 돌을 밀어 올리는 일을 반복해야 했다.

우리의 삶도 종종 이와 비슷하게 느껴진다. 무엇인가를 이루고 나면 그 성취는 금세 일상이 되어버리고, 또 다른 성취감을 찾아서 더 크고 새로운 목표를 향해 나아가야 한다. 원하던 새 차를 샀을 때 그 순간은 매우 기쁘지만, 몇 달만 지나면 차가 더 이상 특별하게 느껴지지 않는다. 대신 더 좋은 차나 새로운 목표를 추구하게 된다. 행복은 새로운 목표를 설정하고 그것을 이루려는 과정에서 더 크게 느껴지기 때문에, 제자리에 머물러 있으면 만족하기 어려운 것이다.

그러나 이 반복이 반드시 불행으로 이어지는 것은 아니다. 알베르 카뮈는 시시포스를 두고 다음과 같이 말했다. 시시포스가 돌을 밀어 올리는 행위 자체에서 의미를 찾기 시작했을 때, 그의 삶은 형벌이 아니라 성취의 과정으로 변했다는 것이다.

"그의 반복이 부조리하지만, 그는 그 속에서 자유를 찾는다."

결국 성장은 '갖는 것'이 아닌 '되는 것'으로 여겨야 한다. 무엇을 소유하거나 이루는 대신, 내가 매일 조금씩 더 나은 사람이 되어간다는 사실에 집중하는 것이다. 시시포스가 정상에 오른 뒤 다시 아래로 굴러떨어진 돌을 밀어 올리는 과정에서 스스로를 단련

하고 그 속에서 의미를 찾아냈듯, 우리의 성장도 작은 변화를 통해 완성된다.

'성장'이라는 단어는 어쩐지 막연하고 거창하게 느껴질 수 있다. 하지만 내가 말하는 성장은 눈에 보이는 작고 구체적인 변화다. 그중에서도 내가 가장 좋아하는 방법은 운동과 독서다.

2 | 운동으로 눈에 보이는 성장 경험하기

나는 허리디스크로 2년을 넘게 고생했다. 그리고 어느 정도 회복된 후 운동을 시작했는데, 맨몸 스쿼트조차 제대로 하지 못했다. 한 번 내려갔다가 일어서려고 하면 무릎이 덜덜 떨리고 엉덩이가 바닥에 붙을 것만 같았다. 그러던 내가 1년이 지난 지금은 빈 철봉이라도 들고 스쿼트를 한다. 매번 체육관에서 찍은 내 사진과 동영상을 보며 처음과 비교해본다. "와, 내가 이렇게 많이 발전했네!"라는 생각에 혼자 신난다. 변화를 눈으로 확인하며 내가 한 단계 성장했음을 확인하는 순간, 운동은 더 이상 힘들고 고된 일이 아니라 내가 즐기는 시간이 된다.

3 | 독서로 사고의 폭을 넓히기

운동과 더불어 나의 성장을 확인할 수 있는 또 하나의 좋은 방법은 바로 독서다. 독서는 단순히 책장을 넘기는 행위가 아니라, 나의 세상을 확장시키는 강력한 도구다. '세상은 아는 만큼 보인다'라는 말처럼, 책을 읽으며 새로운 지식을 쌓고, 색다른 관점을 접하다 보면 내가 머무르던 좁은 세계에서 한 발짝씩 밖으로 나아가게 된다.

독서를 시작하는 데 있어 거창한 목표는 필요 없다. 오히려 하루 10분, 자기 전에 몇 쪽만 읽겠다는 소박한 목표로 시작하는 것이 좋다. 요즘은 오디오북이나 전자책 같은 다양한 형식의 책들도 있어 독서가 훨씬 더 편리해졌다. 출퇴근길 지하철에서, 혹은 잠들기 전 침대에서 휴대폰 대신 책 한 권을 집어 들어보자. 페이지를 넘길 때마다 새로운 세상이 열리는 경험을 하게 될 것이다.

책의 선택도 물론 중요하다. 꼭 무겁고 어려운 책만이 독서라고 생각할 필요는 없다. 소설, 에세이, 요리책, 심지어 만화책이라도 괜찮다. 중요한 건 내가 좋아하고 관심 있는 주제의 책을 읽는 것이다. 그 책을 읽는 동안 내가 행복하고 몰입할 수 있다면 그것으로 충분하다. 책 속에서 얻은 한 문장이 우리 삶의 방향을 바꿀 수도 있다. 그러니 오늘, 당신만의 세상을 넓히는 첫걸음을 독서로 시작해보자.

1년 전의 나, 어제의 나와 비교했을 때 지금의 나는 어떤가? 결국 중요한 건 방향이다. 다른 사람에게 향하던 시선을 거두고, 어제의 나보다 한 뼘 더 나아간 오늘의 나를 바라보는 것. 그것만으로도 우리는 나만의 길을 멋지게 만들어갈 수 있을 것이다.

● 도파민 : 현명하게 얻기

나이가 들수록 시간이 빨리 지나간다는 말을 들어본 적 있는 가? 많은 사람이 하루가 어떻게 지나가는지도 모르겠다며 시간의 속도에 대해 놀라곤 한다. 그 이유는 매일 일상이 비슷하기 때문 이다. 익숙한 길을 걷고, 같은 음식을 먹고, 똑같은 루틴으로 하루를 보내다 보면 새로운 자극이 줄어들어 시간은 더욱 빠르게 흘러 간다.

어릴 때는 모든 것이 새로웠다. 처음 보는 풍경, 처음 만져보는 장난감, 처음 들어보는 음악. 하지만 어른이 되면서 이런 '처음'의 순간들은 점점 사라지고, 일상은 평범하고 반복적으로 변한다. 그러니 시간이 빠르게 느껴지는 건 어쩌면 당연하다. 그런데 이 속도감에는 중요한 요소가 숨어 있다. 바로 도파민, 우리의 쾌락 호르몬이다.

도파민은 우리 몸에서 분비되는 '쾌락 호르몬'으로, 우리가 무언가에 성취감을 느끼거나 즐거움을 경험할 때 활발히 작용한다. 하지만 도파민을 어떻게 얻느냐에 따라 그 즐거움의 지속력은 크게 달라진다. 예를 들어 릴스나 쇼츠 같은 숏폼 콘텐츠를 보면 즉각적인 재미를 느낄 수 있다. 그러나 이 즐거움은 오래가지 않는다. 영상이 끝나고 나면 더 강렬한 자극을 찾아 헤매게 되고, 결국은 피로와 허무함만 남는다.

반대로, 새로운 지적 경험이나 신체적 도전에서 얻는 도파민은 얻기까지의 과정은 조금 힘들지 몰라도, 훨씬 오래 지속된다. 책 한 권을 완독하거나 처음 도전한 요가 자세를 성공했을 때의 뿌듯함처럼 말이다.

도파민은 나이가 들수록 줄어들기 마련이다. 어린 시절에는 일상에 무궁무진한 즐거움이 넘쳐난다. 나는 초등학생 아이들을 보며 이를 더욱 실감했다. 아이들은 정말 사소한 일에도 눈을 반짝인다. 비 오는 날 우산 위로 떨어지는 빗방울, 체육 시간에 처음 쥐어보는 탁구채, 급식에 나온 낯선 음식을 보고도 교실이 떠나가라 이야기를 나눈다. 그 모든 순간이 아이들에게는 놀랍고 신기하며 새로운 경험이었을 것이다. 하지만 어른이 되면 그 일들이 특별하게 느껴지지 않는다. 이미 다 경험해본 것들이고, 익숙해진 탓이다. 도파민이 줄어드는 이유도 여기에 있다. 새로움이 없으면 설렘과 성취감도 점점 희미해지기 때문이다.

그래서 어른이 된 이후에도 도파민을 얻으려면 끊임없이 새로운 경험에 도전해야 한다. 새로운 경험이 꼭 해외여행 같은 것처럼 거창할 필요는 없다. 도파민은 우리가 평소 하지 않던 작은 일들에서도 충분히 얻을 수 있다. 즐겨 듣던 음악 대신 새로운 장르를 시도해본다거나, 항상 다니던 길 대신 한 블록 옆길로 걸어보는 것처럼 아주 작고 사소한 변화가 큰 차이를 만들어낸다.

도파민은 단순히 우리를 즐겁게 하려고 존재하는 것이 아니다. 그것은 삶을 더 풍요롭게 하고, 계속해서 앞으로 나아가게 하는 동력이다. 그러니 오늘, 조금 낯설지만 흥미로운 무언가를 시도해 보자. 도파민이 만들어내는 기분 좋은 에너지가 당신을 기다리고 있을 것이다.

내 인생 최고의
친구를 찾아서

어릴 적 나는 '무한도전'이라는 예능 프로그램을 참 좋아했다. 재미있고 감동적인 장면이 많았지만, 그중에서도 강렬하게 남은 한 장면이 있다. 카레이싱에 도전하는 회차였는데, 출발선에 선 노홍철 님이 긴장한 얼굴로 혼잣말을 하기 시작했다.

"할 수 있어, 홍철아. 할 수 있어. 아, 이 기회 정말 꿈만 같지 않니?"

"예, 꿈만 같아요."

"그러면 네 것으로 만들어."

"알겠습니다. 제 것으로 만들게요."

마치 두 사람의 대화 같지만, 사실은 혼잣말이었다. 카레이싱 도전을 앞둔 자신을 응원하며 긴장감을 풀고 있는 모습이 신기하게 느껴졌다. 평소에도 이런 혼잣말로 자기 암시를 하는 습관이 있었기 때문에, 그렇게 능숙하고 자연스러워 보였을 것이다.

● 세상에서 가장 친한 친구는 나

마음이 복잡하거나 스스로 다잡고 싶을 때면 세면대 앞에 선다. 그리고 거울 속 나와 눈을 마주친다. "오늘 정말 수고했어. 지금처럼만 하자."라며 나 자신을 칭찬하기도 하고 "여태껏 잘해왔듯이, 지금 하고 있는 고민도 잘 해결해나갈 거야." 하며 위로를 건네기도 한다. 다른 사람에게 이런 말을 듣는 것도 좋지만, 거울 속 내가 나에게 건네는 한마디는 생각보다 훨씬 큰 힘이 된다.

처음엔 이게 어색해서 손발이 오그라들었지만, 꾸준히 거울 앞에서 나 자신과 대화하다 보니 효과를 실감했다. 거울 속의 나를 삼인칭으로 지칭하며 응원하기 시작했을 때, 내 상황을 한 발짝 떨어져 객관적으로 바라볼 수 있게 되었다. 심리학에서도 이를 '삼인칭 자기 대화(self-distancing)'라고 부른다. 자신을 이름으로 부르며 대화하면 문제를 더 명확하게 볼 수 있고, 스트레스와 부정적인 감정을 완화하는 효과가 있다.

왜 이런 방식이 효과적일까? 그것은 우리가 평생을 함께 살아가야 할 가장 중요한 사람이 바로 '나 자신'이기 때문이다. 아무리 친한 친구나 가족도 내 모든 순간을 함께할 수는 없다. 하지만 나 자신은 어떤 상황에서도 나와 함께한다.

나 자신을 믿으면 외부에서 오는 어떤 어려움도 이겨낼 힘이 생긴다. 반대로, 스스로를 의심하기 시작하면 수많은 사람의 열띤 응원도 의미가 없어진다. 내 안에서부터 나를 믿고 지지하는 힘이 모든 행복의 시작점이다.

● 말에는 강력한 힘이 있다

스스로를 믿는 힘은 '말'에서 나온다. 나는 거울 앞에서 대화하는 습관을 통해 말에는 힘이 있다는 사실을 깨달았다. 스스로에게 긍정적인 말을 건넬 때, 그 말은 마치 작은 씨앗처럼 마음속에 심어진다. 그 씨앗은 시간이 지나면서 나의 태도와 행동에 영향을 미치고, 결국 현실로 자라났다.

얼마 전 한 사업가와 식사하던 중, 이 깨달음에 확신을 더한 경험이 있었다. 대화 중에 내가 "아직 부족한 게 많아서요."라고 말하자, 그녀는 웃으며 이렇게 말했다.

"말이라는 게 참 중요하더라고요. 똑같은 의미라도 마이너스 단어보다 플러스 단어를 써보세요. 부족하다고 말하기보다 '앞으로 배울 게 많다'라고 표현하면 어때요?"

그 말이 나에게 큰 울림을 줬다. 긍정적인 말을 선택하려고 의식적으로 노력하고 있지만 나도 모르게 마이너스 단어들이 불쑥불쑥 튀어나올 때가 많다. 그럴 때면 얼른 알아차리고 고치려 한다. 이 작은 변화가 내 사고방식과 행동에 얼마나 큰 영향을 미치는지 알기 때문이다.

'말하는 대로 이루어진다'라는 표현은 마치 유행 지난 자기계발서에나 나올 법한 문장처럼 느껴질지도 모른다. 하지만 내가 나에 대해 어떻게 말하느냐는, 내가 어떤 사람이 되는지를 결정짓는 중요한 요소다. 우리는 말을 통해 자신에 관한 이야기를 계속해서 만들어나간다. 예를 들어 스스로를 '나는 자기 관리가 부족한 사람'이라고 정의하면, 그 말이 나의 행동을 정당화하며 불규칙한 습관을 반복하게 만든다. 반면에 '나는 자기 관리를 잘하는 사람'이라고 정의하면, 그 정체성이 아침 일찍 일어나거나 운동을 꾸준히 하는 행동을 강화한다.

● 주변에 부정적인 말을 내뱉는 사람이 있다면

말은 단순한 소리가 아니라 강력한 에너지다. 끊임없이 불평하거나 다른 사람을 비난하는 사람과 대화하면, 대화 후에 지치고 피곤해지는 걸 느낄 것이다. 일종의 전염이다. 주변 사람의 감정이나 행동이 마치 전염병처럼 나에게 퍼져서 삶의 전반적인 만족도와 행복감까지 떨어뜨릴 수 있다. 에너지를 소모하게 만드는 관계는 나 자신을 위해 거리를 조절할 필요가 있다.

1 | 경계 설정하기

부정적인 말을 시도 때도 없이 하는 사람과는 정중히 경계를 설정할 필요가 있다. 예를 들어 "나는 요즘 긍정적인 것에 집중하려고 해." 또는 "이런 이야기보다는 다른 이야기를 나누고 싶어."처럼 부드럽지만 명확하게 의사를 표현하자. 이를 통해 상대방이 대화를 긍정적인 방향으로 바꾸도록 유도할 수 있다.

2 | 공감하면서도 대화 주제 전환하기

모른척하거나 무시하기보다는 "그런 일이 있어서 힘들었겠구나." 정도로 공감한 후 긍정적인 방향으로 대화를 이끌어보자. "그런데 네가 어떻게 극복할지에 대해 생각해본 적 있어?"처럼 해결책을 고민하게 유도하면 부정적인 대화의 반복을 줄일 수 있다.

3 | 나만의 긍정 방패 만들기

부정적인 말을 듣더라도 그것에 휘둘리지 않으려면 나만의 긍정적인 마음가짐과 태도를 유지하는 것이 중요하다. 매일 감사한 일을 적는 감사 일기를 쓰거나, 아침마다 스스로에게 긍정적인 말을 건네는 습관을 지니면 부정적인 영향을 최소화할 수 있다.

4 | 상대방의 부정성을 떠안지 않기

부정적인 말을 하는 사람은 단순히 기분이 안 좋거나 스트레스가 많아서 그런 경우도 있다. 이럴 때 상대방의 감정에 너무 깊이 공감하거나 동조하지 말고, "그건 네가 그렇게 느낄 수 있지만, 나는 이렇게 생각해."라고 선을 그을 줄 알아야 한다. 상대방의 부정성이 나의 문제가 아니며, 내가 그 부정성을 해결해야 할 책임이 없다는 사실을 명심하자.

5 | 거리를 두는 것도 용기다

만약 그 사람의 부정적인 말과 태도가 지속적으로 나에게 스트레스와 상처를 준다면 물리적 또는 심리적 거리를 두는 것도 중요한 선택이다. 직접적으로 관계를 끊기가 어렵다면 그 사람과의 접촉 시간을 줄이거나 만남의 횟수를 조절하는 식으로 간접적인 거리를 만들어보자.

부정적인 사람들과의 관계를 다루는 데 있어 마지막으로 명심해야 할 것은 내 삶의 주도권은 나에게 있다는 사실이다. 다른 사람의 말과 태도에 내 감정과 에너지가 좌우되지 않도록 스스로를 단단히 지키는 것이 중요하다. 결국 나의 하루, 나의 삶을 결정짓는 것은 내 안의 목소리다.

● 나와의 대화가 어렵다면

마음이 혼란스러울 때면 다음 두 가지 방법도 큰 도움이 될 것이다.

1 | 자신이 없다면 슈퍼맨 포즈부터

거울 앞에서 나를 격려하는 것만으로 부족하다면, 두 손을 허리에 얹고 턱을 살짝 들어 올리는 '슈퍼맨 포즈'를 취해보자. 이 간단한 동작이 무슨 도움이 될까 싶겠지만, 놀랍게도 몸의 자세는 마음에 큰 영향을 미친다. 슈퍼맨 포즈와 같은 당당한 자세를 2분만 유지해도 자신감이 상승하고 스트레스 호르몬인 코르티솔 수치가 감소한다고 한다.

처음에는 이 동작을 하는 내가 우스꽝스러워 보일지도 모른다. 하지만 몇 번 시도하다 보면 몸이 마음을 따라가는 것이 아니라, 마음이 몸을 따라가게 된다는 사실을 깨닫게 될 것이다. 중요한 시험, 면접, 혹은 연설을 앞둔 순간이라면 거울 앞에서 이 포즈를 취해보라. 단 2분이면 된다. 마치 진짜 슈퍼맨이 된 것처럼, 당신의 마음에도 힘이 생길 것이다.

2 | 손을 움직이면 마음이 따라온다

살다 보면 종종 무기력한 기분에 사로잡힐 때가 있다. 이럴 땐 머리로 해결하려고 애쓰기보다, 손으로 무언가를 시작해보자. 간단한 요리를 하거나, 책상 정리를 하거나, 뜨개질을 하거나, 심지어 낙서와 같은 사소한 행동도 좋다.

손을 움직이는 행위는 뇌의 다른 부위를 활성화시켜, 고민으로부터 잠시 벗어날 수 있게 한다. 나는 갑자기 계획에 없던 요리를 하거나 스무디 밀프렙을 하면서 이 효과를 느낀다. 채소를 손질하고 용기에 담아두는 과정에서 머릿속을 채우던 걱정이 말끔히 사라지고, 기분이 한결 가벼워진다.

손을 쓰는 일은 몰입 상태를 만들어낸다. 몰입은 우리가 행복감을 느끼는 중요한 요소 중 하나다. 내가 좋아하는 재즈 음악을 틀고 채소를 손질하다 보면, 어느새 고민은 저 멀리 사라진다. 손을 움직이는 행위는 단순히 시간 때우기가 아니라, 마음의 평정을 되찾는 강력한 도구다.

● 믿을 만한 친구 만들기

"당신은 친구나 가족들에게 믿을 만한 사람인가?"

아마 대부분 자신 있게 고개를 끄덕일 것이다. 이번에는 다른 질문이다.

"나는 나 자신에게 믿을 만한 사람인가?"

왠지 모르게 망설임이 생겼을 것이다. 그 이유는 간단하다. 스스로에게 한 약속은 가장 지키기 어려운 약속이기 때문이다.

아침에 일찍 일어나겠다고 다짐해도 '5분만 더'를 외치며 침대 속으로 다시 파고드는 일이 얼마나 흔한가. 다이어트를 하겠다며 진지하게 계획을 세워도, 눈앞의 초콜릿 한 조각 앞에서 무너지는 경험은 누구나 한 번쯤 해봤을 것이다. 이런 작은 실패들이 반복될수록 스스로에 대한 신뢰를 갉아먹는다. 그리고 그 신뢰를 잃는 순간, 나는 나 자신에게조차 믿음을 주지 못하는 사람이 되어버린다.

스스로 믿을 만한 사람이 되는 방법은 간단하다. 예를 들어 오늘 하루 10분만 산책을 하겠다는 간단한 약속부터 시작하면 된다. 작은 약속이 쌓이면 그만큼 나에 대한 신뢰도 커진다. 그리고 약속을 지키는 과정을 칭찬으로 마무리하자. "나 오늘도 잘했어." 또는 "역시 해낼 줄 알았어." 같은 짧은 한마디라도 스스로를 격려하는 순간, 나는 내가 가장 믿고 의지할 수 있는 사람이 된다.

"오늘도 나는 나에게 믿을 만한 사람이었다."

이 문장을 자신 있게 말할 수 있는 그날까지, 나 자신과의 우정을 쌓아가보자.

건강 습관 점검하고
꾸준히 관리하기

나의 건강 습관을 점검해보고, 아직 실천하지 못하고 있는 부분이 있다면 지금부터라도 시작해보길 바란다. 여기서 소개하는 내용을 하나씩 점검해보고, 꾸준히 관리해보자.

STEP1 음식을 대하는 태도 점검하기

	Check List
☐	음식이 주는 만족감도 즐길 줄 아는 태도를 갖는다.
☐	특정 음식을 포기하거나, 완벽한 식사만을 추구하지 않는다.
☐	하루 또는 일주일 단위로 식사의 균형을 유지한다.
☐	한 번을 먹더라도 좀 더 건강한 재료를 선택한다.

STEP2 혈당 관리를 돕는 건강 습관 점검하기

	Check List
☐	탄수화물을 적당히 섭취하되, 품질 좋은 탄수화물을 균형 있게 포함한다.
☐	식사 시에는 혈당 상승을 방어해주는 채소 또는 단백질부터 먹는다.
☐	식전 또는 식후에, 혈당을 완만하게 올리는 식초를 마신다.
☐	십자화과 채소, 생선에 포함된 오메가-3 지방산, 강황, 생강 같은 자연 식재료를 꾸준히 섭취해 체내 염증을 줄인다.
☐	밥 먹고 나서는 앉거나 눕기보다 바로 가볍게 움직인다.
☐	공복 시간을 유지한다. 하루 최소 12시간 이상의 공복 시간을 유지하는 '간헐적 단식'도 효과적인 방법이다.
☐	따뜻한 차 한 잔과 함께 자신만의 시간을 가지며 스트레스를 조절한다.

⑤⑦⑤⑨③ 일상 속 '3독소' 점검하기

	Check List
☐	**[당독소]** 굽기보다 찌는 조리법을 활용한다.
☐	**[당독소]** 탄수화물 섭취를 줄인다. 특히 정제 탄수화물을 주의한다.
☐	**[당독소]** 가벼운 유산소 운동 또는 간단한 근력 운동을 규칙적으로 한다.
☐	**[플라스틱 독소]** 플라스틱 대신 유리나 스테인리스를 사용한다.
☐	**[플라스틱 독소]** 지퍼팩 대신 실리콘백을 사용한다.
☐	**[마음 독소]** 목과 귀 사이를 가볍게 마사지해 몸의 긴장을 완화한다.
☐	**[마음 독소]** 6-6-6 호흡법 또는 4-7-8 호흡법으로 깊이 호흡한다.
☐	**[마음 독소]** 일기를 쓰며 감정과 생각을 정리하고 마음의 독소를 배출한다.
☐	**[마음 독소]** 당분이나 카페인 대신 스트레스 줄이기에 도움을 주는 식단을 실천한다.

⑤⑦⑤⑨④ 영양제와 식단 점검하기

	Check List
☐	우리 몸에 정말 꼭 필요한 영양소인지 확인한다.
☐	음식으로 보충하기 힘든 영양소인지 확인한다.
☐	간헐적 단식을 통해 몸에 휴식을 주는 시간을 갖는다.
☐	하루 한 잔 베르베르 스무디 습관을 들인다.
☐	나의 식단의 오메가 비율을 따져본다.

• • •

바쁜 일상에서 건강한 식생활을 유지하는 건
생각보다 쉽고 재미있을 수 있다.
이 챕터에서는 간단한 재료와
최소한의 노력으로 준비할 수 있는
집밥 밀프렙과 건강 간식 레시피를 소개한다.
요리에 서툰 사람도 부담 없이 따라 할 수 있도록
쉽고 간단하게 구성했다. 사전 준비를 통해
시간을 절약하고 균형 잡힌 식단을 유지하는 방법을 배워보자.
작은 준비가 내 식탁을 바꾸고,
건강한 생활의 시작을 열어줄 것이다.

초간단 집밥 밀프렙과
건강 간식 레시피

건강도 챙기고
시간과 비용도 절약하는
식사 준비법

　인스타그램에 간단한 식사 레시피를 주로 올리다 보니, 자주 듣는 말이 있다. "어쩜 이렇게 부지런해요?" 그런 말을 들을 때마다 머쓱하다. 사실 누구보다 게을러서 간단하고 맛있는 음식을 만들기 시작했기 때문이다. 혼자 살다 보면 예상치 못한 난감한 일이 발생하곤 한다. 그중 하나가 밥 차려 먹기다. 처음 요리를 시작할 때는 주방 식기와 조리 도구를 사는 설렘에 빠져 요리 영상 속 주인공들처럼 뭐든 깔끔하게 뚝딱 만들 수 있을 것 같았다. 물론 착각이었다.

　언젠가부터 저녁 먹고 설거지하려고 고무장갑을 끼고 있자니 한숨부터 나왔다. 별달리 해 먹은 것도 없는데, 라면 하나라도 끓이면 냄비에 그릇까지 좁은 싱크대가 꽉 찼다. 마음먹고 요리라도 하는 날에는 굳센 각오가 필요했다. 재료를 손질하고, 요리하고, 먹고, 치우면 하루 중 남아 있던 에너지가 방전됐기 때문이다. 솔직히 흐린 눈을 하고 설거지는 다음 날로 미룬 적도 많았다.

상황이 이렇다 보니 매일 차려 먹기 힘들다는 핑계로 배달을 시작했다. 간단히 김밥이나 샐러드만 시켜야겠다고 다짐했지만, 머지않아 배달 앱 속 온갖 맛나 보이는 메뉴들 속에서 길을 잃었다. 거기에다 '최소 주문 금액'을 맞추려다 보니, 혹은 배달비가 아까워 메뉴를 여러 개 시키게 되었고 점점 식습관이 무너져갔다.

자취한 지 얼마 되지 않아, 퇴근 후 배달 음식을 배부르게 먹고 곧장 누워서 TV를 보다 자는 게 일상이 되었다. 건강이 안 좋아지고 식비 지출이 너무 커져가는 걸 느끼면서 직접 밥을 해 먹어야 한다는 결심도 했지만, 바로 옆에 있는 주방은 나에게 너무나 멀리 있는 것처럼 느껴졌다.

그러다 우연히 흥미로운 사연을 접했다. 1년에 딱 4번만 요리한다는 미국 사업가의 이야기였다. 그는 한 번에 3개월 치 장을 봐서 요리한 뒤 소분해서 냉동실에 얼려둔단다. 덕분에 늘 최상의 몸 상태를 유지하고 하루를 생산적으로 보낼 수 있다고 했다. 솔직히 매일 같은 메뉴를 3개월 연속 먹는 게 말이 되나 싶었지만, 한편으로는 참신한 아이디어라는 생각도 들었다. 나도 밀프렙을 해볼까?

밀프렙(Meal Prep)은 말 그대로 식사 준비를 미리 해두는 것이다. 한 주 동안 먹을 음식을 주말이나 여유 있는 날에 미리 조리하거나 손질해두는 방식이다. 어린 시절 엄마가 카레나 곰탕을 한솥 끓여두고 일주일 내내 먹던 것과 비슷한 개념이지만 살짝 다르다. 이렇게 특정 메뉴를 만들어둘 수도 있지만, 채소나 단백질류 식재료를 미리 씻고 썰어두기만 해도 된다. 식사에 드는 시간과 품을 단축하는 모든 행위가 밀프렙인 것이다.

우리는 일 년에 4번 요리하는 사업가처럼 극단적일 필요는 없다. 단지 일주일에 하루나 이틀을 투자해 평일 저녁 시간을 보다 수월하게 보내는 데 의의를 둔다.

● 건강한 한 끼 식사로 얻은 마음의 평화

요즘 바깥에는 다양한 식당이 있다. 하지만 막상 한 끼 사 먹으려고 하면, 건강하면서도 간편하게 먹을 수 있는 식당을 찾는 일은 생각보다 쉽지 않고 무엇보다 외식 물가가 무시무시하다. 결국 분식집이나 패스트푸드 정도가 가장 쉬운 선택지인데, 한두 번은 괜찮아도 매일 먹다 보면 어떤 메뉴를 골라도 비슷한 맛이 나는 듯한 기분이 들었다.

심지어 외식을 하면 꼭 먹는 양이 늘었다. 김밥 한 줄만 시키기가 아쉬워 라면이나 쫄면을 곁들이곤 했는데, 그렇게 한 끼 식사에 얼마나 과한 탄수화물과 나트륨을 섭취했는지 모른다. 그뿐만 아니라 외식 메뉴로 샐러드를 선택하지 않는 이상 채소를 섭취하기가 무척 어려웠다. 지금 생각하면 배는 부르지만 영양은 부족했던 식사였다.

밀프렙을 시작한 후부터는 이런 걱정이 훨씬 줄었다. 무엇보다 내가 원하는 만큼 자유롭게 영양소를 조절할 수 있어, 예전처럼 지나치게 많은 양의 탄수화물과 나트륨을 한 끼에 채워 넣는 일도 줄어들었다. 가령 삼각김밥을 만들더라도 밥양을 줄이는 대신 속 재료를 듬뿍 채운다든가, 백미와 콜리플라워를 반반 넣은 저탄수화물 밥을 활용하는 방식이다.

기성 제품과 밀가루를 즐기지 않는 나 같은 사람에게도 밀프렙은 최고의 선택이었다. 외식할 때는 메뉴에 따라 유제품이나 밀가루가 포함된 음식을 피하기가 어렵지만, 밀프렙을 하면서 내가 사용할 재료부터 요리 방법까지 직접 정할 수 있었다.

무엇보다 아무리 피곤한 날에도, 냉장고에 준비된 음식이 기다리고 있다는 사실만으로도 마음이 든든했다. 고단한 하루를 마치고 집에 돌아와 내가 준비해둔 한 끼를 꺼내 먹는 것은, 마치 학창 시절 하교한 내게 엄마가 차려주는 따뜻한 집밥 같은 느낌을 준다.

● 식재료 낭비 방지와 식비 절약

모든 식재료를 말끔히 처리하는 집이 얼마나 있을까? 당장 지금의 우리 집 냉장고부터 떠올려보자. 대부분 자투리 채소를 냉장고 구석에 고이 모셔놨을 것이다. 그리고 자투리 채소는 대개 비슷한 운명을 맞는다. '나중에 먹어야지' 하고 남겨두지만 결국 시간이 지나 상해 버려지는 것이다. 그뿐인가, 다음에 먹겠다며 봉지째 냉동실에 넣어둔 음식이 나중에 정체불명의 상태로 꽝꽝 언 화석처럼 발견되기도 한다. 이렇게 낭비되는 식비는 결코 무시할 수 없는 수준이다.

밀프렙의 큰 장점 중 하나는 식비 절약이다. 한차례 장을 본 재료들을 그날 바로 요리해 식재료 낭비를 확실히 줄여준다. 채소 하나를 자르기 시작하면 애매하게 남지 않도록 여러 메뉴에 나눠 사용한다. 예를 들어 브로콜리 한 송이를 사면 절반은 쪄서 스무디 재료로 활용하고, 절반은 다른 채소와 함께 볶아 반찬을 완성하는 식이다. 이렇게 하니 매번 필요한 만큼만 깔끔하게 장을 볼 수 있게 되어 결과적으로 식비를 절약하게 된다.

"1~2인 가구는 외식이 차라리 저렴해. 요즘 장바구니 물가가 얼마나 비싼데." 하며 반문하는 사람도 있을 것이다. 확실히 같은 메뉴를 한 번만 먹을 때는 그렇지만, 두 번 이상만 반복해서 먹더라도 결국 집에서 먹는 게 더 경제적이다.

냉장고를 열었을 때 한숨부터 나오는 상황도 사라진다. 분명 재료는 이것저것 있는데 막상 먹을 건 없고, 결국 장을 새로 보거나 배달 앱을 켜는 도돌이표에서 멀어진 것이다. 밀프렙 덕분에 냉장고나 냉동실에 잔반들이 불필요하게 쌓이는 일도 줄어 식비 절약은 물론, 이제는 냉장고 문을 열면 깔끔하게 정리된 풍경이 나를 기분 좋게 반겨준다.

우리 집 식사 준비
1분의 기적, 밀프렙

한때 우리 집 냉장고는 말 그대로 혼돈 그 자체였다. 여기저기 굴러다니는 반쯤 시든 채소, 유통기한이 몇 년이나 지나버린 소스 병들, 그리고 비닐봉지 속 정체 모를 무언가까지. 냉장고 문을 열 때마다 도대체 이걸 어떻게 해야 하나, 한숨이 절로 나왔다. 결국 마음을 단단히 먹고 냉장고 정리를 시작했다. 부족한 살림 실력이지만, 냉장고를 비우고 닦아 칸칸이 용기를 채워 넣었다. 이제는 누가 와서 냉장고 문을 갑자기 열어도 당당할 정도로 깔끔해졌다.

냉장고가 단순히 음식 저장고에 불과하다고 생각했다면 오산이다. 냉장고는 우리 집 건강과 행복을 책임지는 비밀 병기다. 나는 냉장고를 '미래의 나'를 위한 투자처로 활용한다. 오늘 고생한 내가 내일의 게으른 나를 구해줄 수 있도록, 밀프렙 용기와 스무디 병을 정성껏 준비해 넣는다. 물론 여전히 바쁜 날이면 냉장고는 깔끔함과 혼돈의 경계를 아슬아슬하게 오가곤 한다. 하지만 가지런히 놓인 스무디 병과 밀프렙 용기만큼은 언제나 제자리를 지키고 있다.

그러면 이제 우리 집 냉장고 속 작은 비밀들, 그중에서도 가장 빛나는 주인공들을 소개할 시간이다. 냉장고가 어떻게 나의 하루를 바꾸고 있는지, 여러분도 곧 알게 될 것이다.

● 매일 하나씩, 스무디 밀프렙

많은 사람이 베르베르 스무디에 관심을 갖게 된 이유 중 하나가 바로 '스무디 밀프렙' 덕분이었다.* 처음엔 나도 매번 스무디를 만들 때마다 재료를 손질했는데, 그게 무척 번거로웠다. 그래서 재료를 1회분씩 손질하여 냉동해두고 필요할 때 꺼내 믹서에 넣어 갈았더니, 이 편리한 과정에 많은 사람이 공감하며 열광적인 반응을 보내주었다.

스무디 밀프렙은 특히 채소를 얼마나 찌거나 데쳐야 하는지에

---

* 스무디 레시피는 PART 1\CHAPTER 2 인생 건강 지도를 바꾸는 스무디 레시피(94쪽)에서 자세히 확인할 수 있다.

대한 질문을 많이 받는데, 재료의 양과 찌는 방법에 따라 다르긴 하다. 다만, 대부분의 음식은 열을 가하는 시간에 비례해 영양소가 줄어드는 경향이 있다는 점에 주의하자. 케일, 양배추 같은 잎채소는 숨이 살짝 죽고 색이 선명해질 정도로 찌고 당근, 비트 같은 뿌리채소는 젓가락이 쏙 들어갈 정도로 찌면 된다. 나는 잎채소의 경우, 찜기 가득 채우는 양(약 300g)을 2분~2분 30초 정도(전자레인지 800W 기준) 찐다.

● 오늘의 식사, 메인 요리 밀프렙

메인 요리라고 해서 복잡하거나 거창한 메뉴를 떠올릴 필요는 없다. 간단하면서도 균형 잡힌 한 끼를 준비하는 것이 핵심이다. 탄수화물, 단백질, 채소를 적절히 조합한 한 그릇 요리는 바쁜 일상 중에도 간편하게 먹을 수 있다. 원하는 양만큼 만들어 밀프렙 용기에 담아 보관하고, 먹을 때 살짝 데우기만 하면 된다. 이 레시피를 기본으로 하여, 취향에 따라 재료를 다양하게 바꿔도 좋다. 특히 단백질이나 채소는 원하는 식재료로 충분히 대체 가능하니 부담 없이 시작해보자.

1 | 저탄수 치킨라이스
저탄수 치킨라이스는 저탄수 콜리라이스, 닭가슴살간장구이,

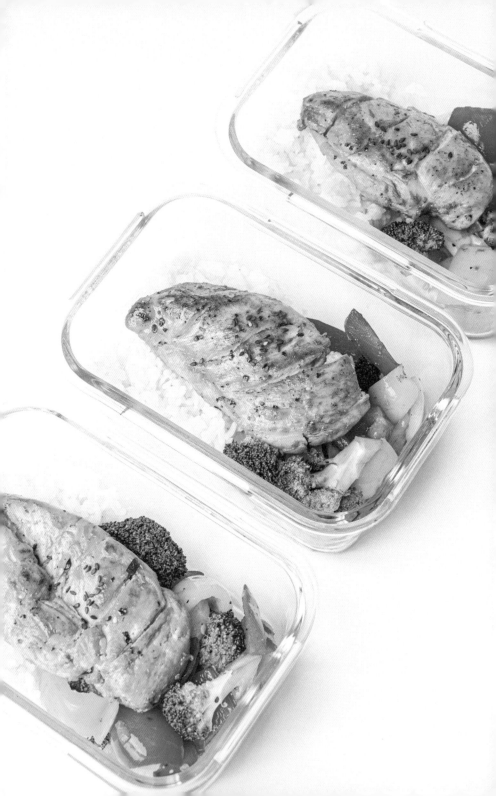

채소구이로 다채롭게 구성한 요리다. 특히 앞서 소개했듯 콜리라이스의 콜리플라워는 십자화과 채소의 대표주자로, 탄수화물을 줄이면서도 식이섬유를 풍부하게 섭취할 수 있는 재료다. 현미 또는 백미와 콜리플라워라이스를 1:1 비율로 준비하고, 물의 양은 현미(백미)밥을 지을 때와 동량으로 넣어 짓는다. 콜리플라워는 익으면서 수분이 발생하므로 따로 물 조절은 더 하지 않아도 된다. 밥을 짓는 동안 콜리플라워의 부드럽고 은은한 풍미가 현미 또는 백미와 어우러진다.*

재료 | 닭가슴살 500g, 양파 1개, 빨간색 파프리카 1개, 노란색 파프리카 1개, 브로콜리 1/2송이, 엑스트라 버진 올리브오일 약간, 소금 약간, 후추 약간

양념 | 다진 마늘 1큰술, 진간장 1큰술, 식초 1큰술, 꿀 2큰술, 페페론치노 약간

레시피

1 팬에 올리브오일을 두르고 양파, 파프리카, 브로콜리를 볶는다.

2 소금과 후추로 간해 마무리하면 색감도 화려하고 영양소도 풍부한 사이드가 된다.

3 다진 마늘, 진간장, 식초, 꿀을 넣고, 약간의 페페론치노로 매

---

* 저탄수 콜리라이스 레시피는 PART 2\CHAPTER 1 알아야 실천하는 유쾌 상쾌 건강 습관(192쪽)에서 자세히 확인할 수 있다.

콤한 풍미를 추가해 간장소스를 만든다.

4 닭가슴살에 칼집을 내고, 새로운 팬에서 앞뒤로 노릇하게 굽는다.

5 닭가슴살이 70% 정도 익었을 때 만들어둔 간장소스를 넣고 졸여 완성한다.

6 밀프렙 용기에 만들어둔 저탄수 콜리라이스와 채소구이를 담고, 닭가슴살간장구이를 올려 완성한다.

TIP

- 닭가슴살은 단백질이 풍부하지만, 맛이 다소 밋밋하다고 느끼는 경우가 많다. 이를 보완하기 위해 간장소스로 감칠맛을 더한다.

- 꼭 같은 구성의 채소를 선택하지 않아도 괜찮다. 냉장고에 남은 자투리 채소를 활용해 간단하게 곁들일 수 있다.

2 | 초간단 라구소스

라구소스는 이탈리아 요리에서 주로 사용하는 고기 베이스의 걸쭉한 토마토소스다. 주로 다진 소고기나 돼지고기를 사용하므로 단백질을 보충하기에도 좋다. 라구소스를 한 솥 끓여놓으면 파스타면만 삶아 소스를 부어 즐겨도 되고, 밥에 비벼 야매 리조또로 먹어도 좋다. 원래 레시피에는 각종 향신료가 들어가지만, 최소한의 재료로 맛을 내보았다.

재료 소고기 다짐육(우둔살) 300g, 양파 1/2개, 당근 1/2개, 샐러리 1대, 엑스트라 버진 올리브오일 약간, 소금 약간, 후추 약간

양념 토마토소스 300~400mL, 케첩 2큰술, 다진 마늘 1큰술

레시피

1 팬에 올리브오일을 두르고 양파, 당근, 샐러리를 넣어 볶는다.

2 소고기 다짐육을 넣고 고기가 갈색빛으로 익을 때까지 볶는다.

3 토마토소스와 케첩, 다진 마늘을 넣고 걸쭉해질 때까지 뭉근히 끓인다.

4 마지막에 취향껏 소금과 후추로 간해 완성한다.

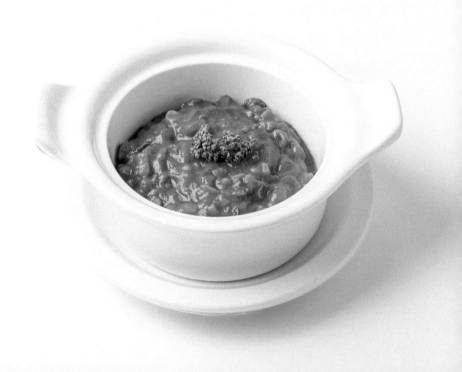

채소를 더 맛있고 간편하게, 보틀 샐러드 밀프렙

　채소를 꾸준히 챙겨 먹는 건 생각보다 쉽지 않다. 하지만 샐러드 밀프렙을 활용하면 이야기가 달라진다. 채소 손질의 번거로움만 미리 해결해두면, 언제든 꺼내 먹을 수 있는 간편한 한 끼가 완성된다.

　보틀 샐러드 밀프렙은 샐러드 보틀을 준비해 아래부터 순서대로 쌓아 올리기만 하면 된다. 제일 아래에는 소스를 깔고, 그 위에 단백질을 보충할 수 있는 식재료를, 마지막으로 채소를 쌓으면 끝이다. 보틀 샐러드는 소스와 채소가 서로 닿지 않아 채소의 신선함과 아삭한 식감이 오래 유지된다. 제대로 밀폐하면 4~5일 동안도 싱싱한 상태를 유지할 수 있다.

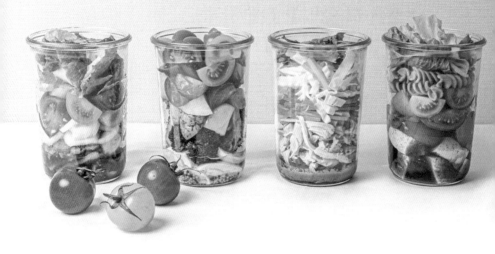

● 보틀 샐러드 쌓는 법

1 | 보틀 샐러드 1층 : 소스

소스는 발사믹소스, 간장소스, 땅콩소스가 있다. 취향에 따라 선택하거나, 하루하루 다른 소스를 선택해 먹어보자.

- **발사믹소스** : 달콤하면서도 상큼한 기본 소스이다. 엑스트라 버진 올리브오일 2큰술, 화이트발사믹식초 2큰술, 홀그레인머스터드 1/2큰술, 소금 약간, 후추 약간을 넣어 만든다.

- **간장소스** : 고소하면서도 짭짤한 감칠맛이 포인트다. 엑스트라 버진 올리브오일 1큰술, 간장 1큰술, 참기름 1큰술, 꿀 1큰술, 레몬즙 1큰술, 소금 약간, 후추 약간을 넣어 만든다.
- **땅콩소스** : 땅콩버터 특유의 고소함이 입맛을 돋운다. 땅콩버터 3큰술, 간장 1/2큰술, 레몬즙 2큰술, 홀그레인머스터드 1/2큰술을 넣어 만든다.

2 | 보틀 샐러드 2층 : 단백질

단백질은 포만감을 채우고 에너지를 충전하는 역할을 한다. 삶은 달걀, 닭가슴살, 훈제오리고기, 소불고기, 두부구이, 렌틸콩 등 원하는 종류로 선택할 수 있다.

- **동물 단백질** : 삶은 달걀, 닭가슴살, 훈제오리고기, 소불고기 등
- **식물 단백질** : 두부구이, 렌틸콩 등

3 | 보틀 샐러드 3층 : 채소

입맛에 맞는 채소를 다양하게 조합하면 먹는 즐거움이 배가된다. 기본 채소를 바탕으로 취향에 따라 채소를 추가한다.

- **기본 채소** : 로메인, 양상추, 상추, 버터헤드레터스 등
- **선택 채소** : 루꼴라, 카이피라(유럽 상추), 치커리, 방울토마토 등

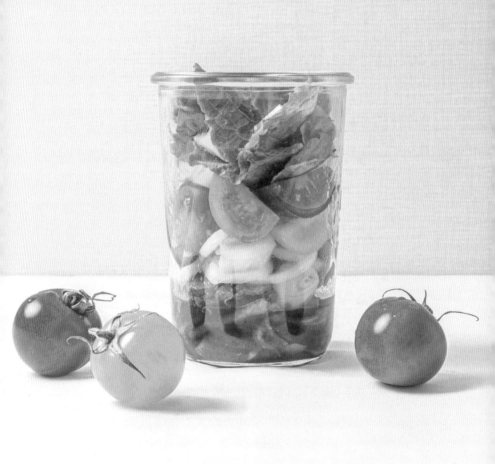

● 베르베르 추천 샐러드 레시피

1 | 시어머니가 전수해준 동남아식 샐러드

이건 그냥 샐러드가 아니라 동남아 여행 티켓이다! 시어머니께서 전수해주신 레시피인데, 진짜 맛있다. 여기에 취향에 따라 고수를 조금 얹으면 진짜 동남아 느낌 제대로다. 훈제오리고기는 닭고기, 소고기, 돼지고기 등으로도 변경할 수 있으니 취향이나 그날그날 기분에 따라 골라 먹어보자.

- **1층 소스** : 월남쌈소스 3큰술, 간장 1큰술, 식초 2큰술, 물 1큰술
- **2층 단백질** : 훈제오리고기 150g(닭고기, 소고기, 돼지고기도 가능)
- **3층 채소** : 초록 잎채소, 양파 슬라이스, 오이, 토마토 또는 방울 토마토, 땅콩 등 견과류 적당량

2 | 고기 안 먹고 싶은 날, 두부샐러드 파스타

고기 없는 날, 건강하면서도 든든한 한 끼를 위한 완벽한 선택이 되어줄 두부샐러드 파스타다. 두부는 물기를 닦고, 팬에서 수분을 날리듯 볶는다. 엑스트라 버진 올리브오일에 당근과 토마토를 볶아 소금, 후추로 간을 맞춘다. 그리고 채소와 삶은 파스타면, 둘 다 올리면 완벽한 식사가 된다.

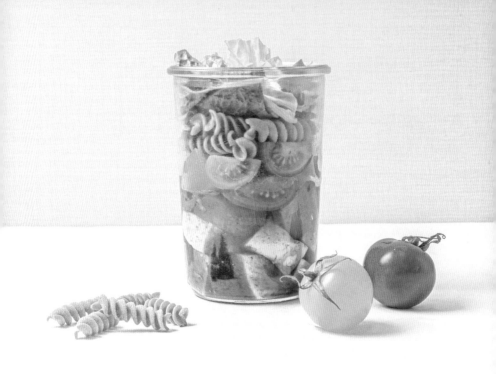

- **1층 소스** : 간장 2큰술, 화이트발사믹식초 3큰술, 알룰로스 2큰
  술, 엑스트라 버진 올리브오일 3큰술, 참기름 약간, 후추 약간
- **2층 단백질** : 두부 300g, 당근 1/6개, 토마토 또는 방울토마토
  넉넉히(반은 볶아주고, 반은 생으로)
- **3층 채소** : 초록 잎채소 또는 삶은 파스타면 적당량

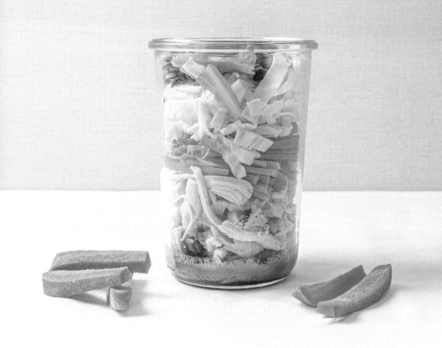

3 | 닭고기와 땅콩의 만남, 닭고기 땅콩버터 샐러드

닭가슴살에 땅콩버터를 더하면, 이건 정말 게임 끝이다. 단백질
과 고소함, 환상의 컬래버를 만나보자.

- **1층 소스** : 땅콩버터 1큰술, 간장 1큰술, 알룰로스 1큰술, 레몬즙
  1큰술, 물 1큰술
- **2층 단백질** : 결대로 잘게 찢은 닭가슴살 150g
- **3층 채소** : 초록 잎채소, 얇게 채 썬 양배추와 당근 적당량

4 | 내 마음대로 해석한 니수아즈 샐러드

니수아즈 샐러드는 삶은 달걀, 참치, 올리브, 토마토, 감자 등이 들어가는 프랑스의 대표적인 샐러드다. 여기에서 영감을 얻어, 훨씬 쉬우면서도 더 맛있는 야매 니수아즈 샐러드를 만들었다.

- **1층 소스** : 엑스트라 버진 올리브오일 4큰술, 홀그레인머스터드 1큰술, 레몬즙 1큰술, 다진 양파 1/4개
- **2층 단백질** : 삶은 달걀 2개
- **3층 채소** : 찐 감자, 브로콜리, 토마토 또는 방울토마토 적당량

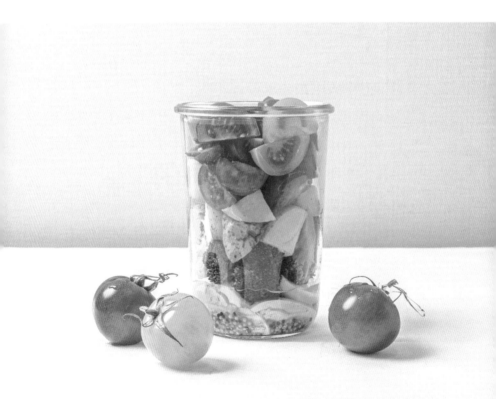

간식을 포기하지 않는 건강한 삶, 디저트 밀프렙

    누군가 어떤 음식을 먹지 말라고 하면 우리는 왜 더 그 음식을 갈망하게 되는 걸까? "떡볶이는 살찌니까 먹지 마."라는 말을 들으면 하루 종일 떡볶이가 머릿속을 떠나지 않는 경험, 다들 한 번쯤 해보지 않았을까? 결국 떡볶이를 시키고 국물까지 싹싹 긁어먹고 나서야 후회하는 이 반복되는 굴레. 참을 수 없는 유혹은 아예 피하려고 하면 더 강해지는 법이다.

    그래서 나는 결심했다. 좋지 않은 것을 억지로 떨쳐내려 애쓰는 대신, 좋은 것들로 내 삶을 채워보자고. 좋은 습관을 하나씩 쌓아가다 보면, 자연스럽게 좋지 않은 것들이 차지하는 공간은 줄어들기 마련이다. 디저트 역시 그렇다. "디저트를 아예 안 먹는 게 좋지 않을까요?"라는 질문에 내 대답은 늘 똑같다. "포기하지 않아도 괜찮아요. 다만 더 나은 선택을 합시다."

● 설탕, 밀가루, 유제품의 그림자

나는 자칭, 타칭 '디저트러버'다. 케이크, 쿠키, 아이스크림까지 디저트라면 뭐든 사랑하고, 디저트 배는 늘 남겨두는 그런 사람. 그런데 문제가 생겼다. 시중 디저트를 먹고 나면 여드름이 폭발하고, 알 수 없는 가려움 때문에 밤새 긁어댔다. 원인이 뭘까 고민하다가, 설탕, 밀가루, 유제품의 조합이 염증을 촉진한다는 사실을 알게 되었다.

직접 디저트를 만들어본 사람은 알 것이다. 생각보다도 훨씬 많은 설탕이 들어간다. 설탕은 혈당을 급격히 올리고, 이에 따라 인슐린 분비를 자극한다. 이 과정을 반복하다 보면 인슐린 저항성이 생길 수 있고, 이는 당뇨병, 비만, 대사증후군과 같은 건강 문제로 이어진다. 한번은 쿠키를 굽기 위해 설탕을 계량하는데, 양이 많아지는 걸 보며 스스로도 "이게 맞아?"라고 의심했던 기억이 있다. 물론, 다 넣고 먹었지만 말이다.

그리고 유제품. 나는 어릴 때부터 우유만 마시면 속이 꾸르륵거려 화장실을 들락날락했다. 성인이 된 뒤에도 유제품을 자주 섭취하면 여드름이 심해지고 생리통까지 심해졌다. 이것이 단순하게 나만의 문제가 아니라는 걸 알게 된 건, 유제품을 끊고 나서 피부와 생리통이 모두 나아졌다는 후기를 수백 건 넘게 받으면서다.

그 이유는 유당불내증과 우유 속 IGF-1(인슐린 유사 성장 인자)* 때문이었다. 유당불내증은 우유를 제대로 소화하지 못하는 상태인데, 우리나라 사람 중 상당수가 이에 해당한다. 또한 IGF-1은 피지선을 자극해 피지 분비를 늘리고, 이 피지가 과도하면 모공을 막아 여드름을 유발한다. 여기에 치즈, 크림 같은 유제품을 끼얹으면? 여드름 파티가 벌어진다.

● 건강 디저트 밀프렙 만들기

그렇다면 디저트를 아예 끊어야 할까? 아니다, 나는 끊지 않았다. 대신 밀가루, 유제품, 설탕을 쓰지 않는 디저트로 바꿨다. 디저트의 완전한 대안은 아니지만, 건강을 해치지 않는 선에서 디저트를 즐기고 싶었다. 그리고 아이러니하게도, 이 디저트들 역시 충분히 맛있고 만족감이 컸다.

건강 디저트를 만들며 알게 된 점은, 조금만 신경 쓰면 간단한

---

* IGF-1(인슐린 유사 성장 인자)은 우리 몸에서 성장과 발달을 돕는 중요한 단백질이다. 간에서 주로 생성되며, 성장 호르몬이 이를 만드는 데 도움을 준다. 뼈와 근육의 성장을 촉진하고, 세포가 손상되었을 때 이를 회복하는 데도 관여한다. 다만, 과도한 IGF-1은 암이나 노화와 같은 건강 문제로 연결될 수 있어 균형이 중요하다.

준비로도 맛있고 건강한 간식을 즐길 수 있다는 것이다. 설탕 대신 채소나 과일의 자연스러운 단맛을 살리고, 밀가루 대신 아몬드 가루나 귀리 가루처럼 글루텐이 없는 재료를 활용한다. 특히 해외에서는 비건을 비롯해 다양한 식단에 맞춘 레시피가 활발하게 공유되고 있어, 식단의 범위가 넓고 창의적인 아이디어들이 많다. 이런 자료를 참고하면서 나만의 건강 디저트를 만들어 가는 과정은 즐거움 그 자체다.

"건강 디저트 덕분에 아이가 간식을 덜 사달라고 해요."
"남편도 맛있다고 해서 다이어트 핑계로 계속 만듭니다."

최근에는 아이들과 함께 건강한 디저트를 만들었다는 메시지가 많아졌다. 이런 이야기를 들을 때마다 무척 뿌듯하다.

1 | 우유 없는 초코우유

유제품과 설탕 조합이 장 건강과 피부에 미치는 영향을 생각하면, 시중에 판매하는 가공 음료를 마시기 꺼려지는 게 사실이다. 우유와 설탕 없는 건강하고 맛있는 초코우유를 만들어 즐겨보자.

재료 물 1L, 견과류(캐슈너트, 아몬드 등) 200g, 무가당 코코아파우더 7큰술(약 60g), 알룰로스 2큰술, 소금 1/2작은술

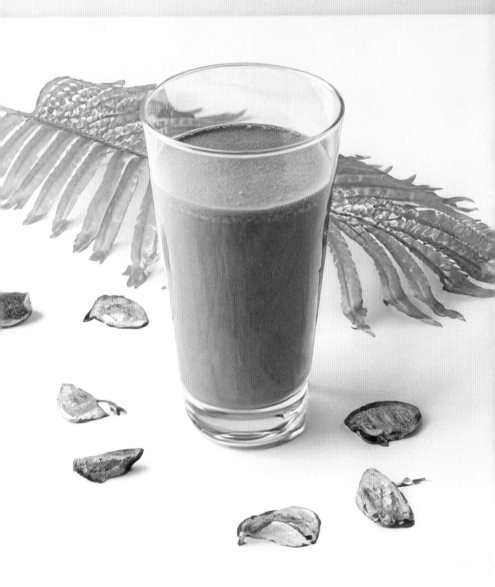

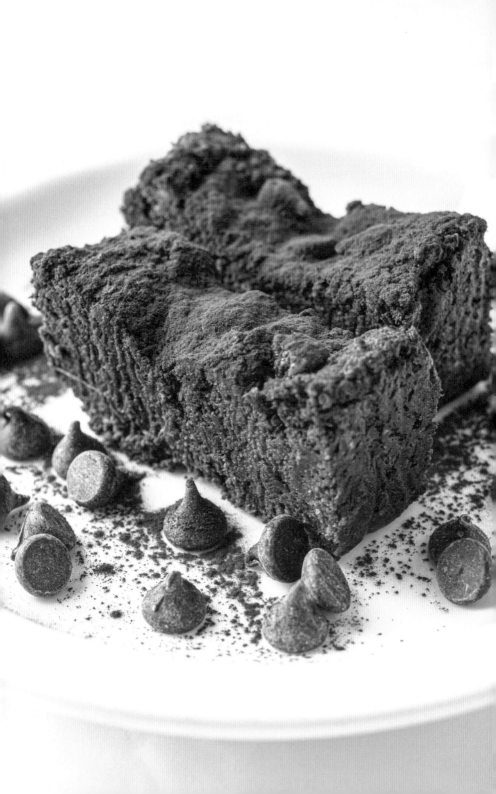

1 모든 재료를 블렌더(믹서)에 넣고 곱게 갈아 완성한다.

2 | 애호박브라우니

재료를 말하지 않으면 아무도 맞추지 못하는 애호박브라우니
다. 애호박 본연의 단맛을 느껴보자.

재료 애호박 1개, 아몬드가루 15큰술(약 100g), 무가당 코코아파
우더 2큰술(약 20g), 알룰로스 2큰술, 초코칩 약간, 견과류 약간

레시피

1 애호박은 강판에 갈아서 물기를 쫙 뺀다.

2 여기에 아몬드가루, 무가당 코코아파우더, 알룰로스를 섞고
   초코칩, 견과류 등을 취향껏 뿌린다.

3 오븐이나 에어프라이어에 180도로 25분간 구워 완성한다.

TIP

- 알룰로스는 취향껏 조절한다.

3 | 아보카도초코푸딩

아보카도는 건강한 불포화 지방산이 풍부한 과일이다. 과일이
지만 당은 거의 없으며, 식이섬유가 많아 소화와 배변 활동을 원
활하게 해주고, 비타민 E와 비타민 C, 엽산이 함유되어 피부와 면

역력 강화에도 좋다. 아보카도의 크리미한 질감을 활용하면 고소하고 달달한 초코푸딩을 만들 수 있다.

재료 아보카도 1개, 바나나 1/2~1개, 무가당 코코아파우더 1큰술(약 10g), 물 약간

레시피

1 아보카도, 바나나, 무가당 코코아파우더를 블렌더(믹서)에 넣고 간다.
2 농도 조절을 위해 물을 약간 넣어 완성한다.

4 | 단호박두부크림

유제품을 먹지 않으니 가끔 그릭요거트의 고소하고 꾸덕한 맛이 그리워질 때가 있다. 이때 단호박두부크림이 훌륭한 대체제가 되어준다.

재료 단호박 150g, 두부 150g, 레몬즙 약간, 소금 약간

레시피

1 단호박은 찌고, 두부는 데쳐서 1:1 비율로 준비한다.
2 레몬즙과 소금을 약간 첨가한 후 모든 재료를 블렌더(믹서)에 넣고 갈아 완성한다.

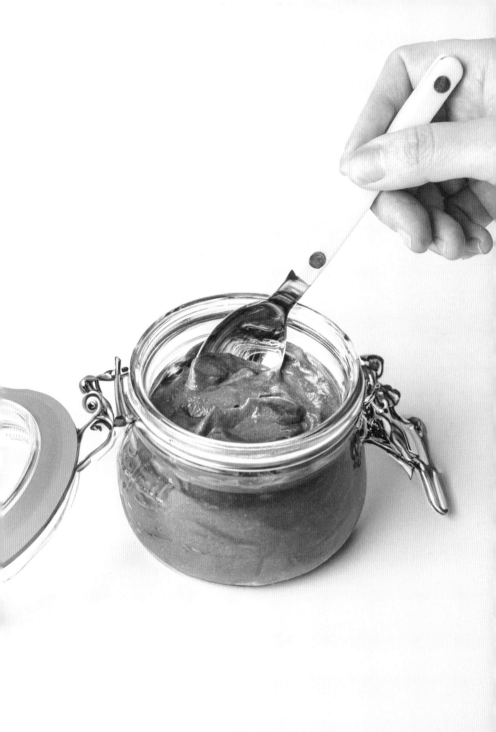

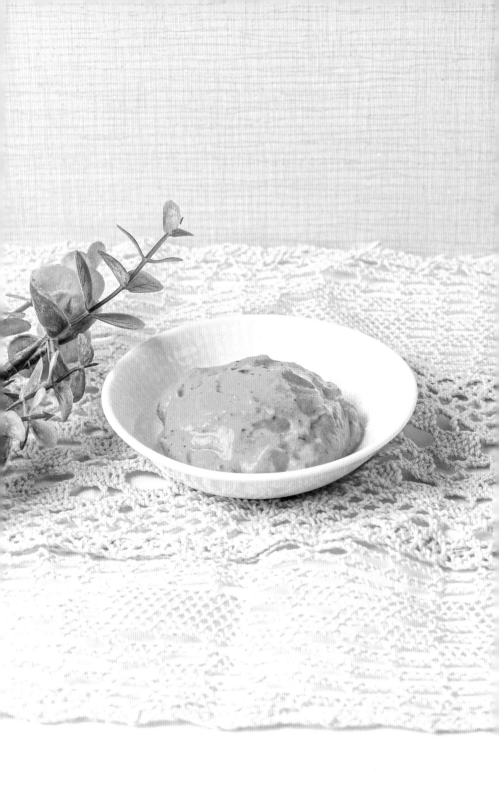

5 | 비트케이크

몸에 좋은 비트를 스무디 말고 어떻게 먹으면 좋을까 고민하다가 만든 비트케이크다. 비트만 푹 달달하게 쪄주면 웬만한 시중 초코케이크 부럽지 않다.

재료 찐 비트 130g, 달걀 1개, 아몬드가루 6큰술(약 40g), 무가당 코코아파우더 2큰술(약 20g)

레시피

1 찐 비트는 갈아서 준비한다.

2 갈아놓은 찐 비트에 달걀, 아몬드가루, 무가당 코코아파우더를 섞는다.

3 전자레인지에 3~5분간 조리한 후 냉장고에 잠시 식혀 완성한다.

TIP

- 비트의 당도가 낮은 편이라면 꿀이나 알룰로스 1~2큰술로 당도를 조절한다.

• • •

건강을 위해 디저트를 끊어야 한다고 생각했던 과거와는 달리, 이제는 디저트를 먹고도 건강한 라이프스타일을 실천할 수 있다

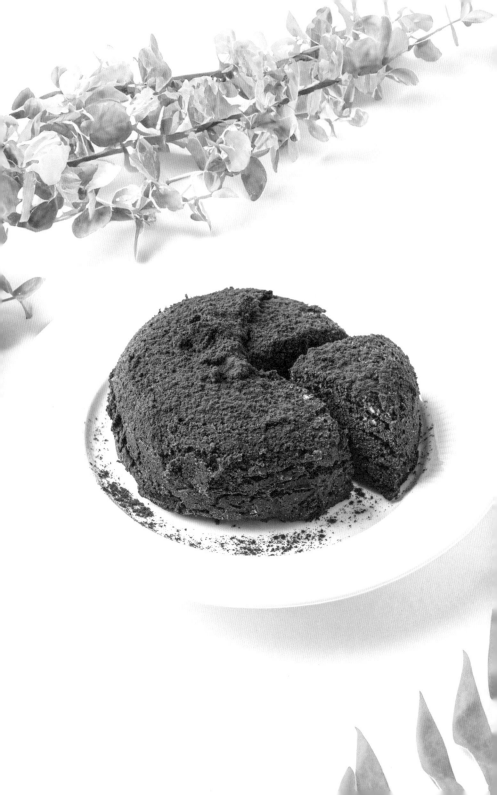

는 사실을 안다. 그러니 디저트를 포기하지 말자. 똑똑하게 즐기면서 건강한 라이프를 실천하는 그날까지, 함께 걸어 나가자.

커피와 차
똑똑하게 마시기

　'1리터' 커피가 등장했을 때, 저렇게 많은 커피를 누가 먹냐고 혀를 내둘렀던 적이 있다. 그런데 일주일 뒤, 바로 내가 그 커피를 사 마시는 사람이 될 줄 몰랐다. 아침에 출근해서 마시는 커피 한 잔은 나에게 단순한 음료 이상의 의미였다. 생존 음료랄까? 원두 향을 깊게 들이마신 뒤, 첫 모금을 천천히 음미하며 마시면 비로소 몸과 머리가 깨어나는 느낌이었다. 오늘 하루를 시작하는 나만의 의식이라고 할 수 있었다.

　처음엔 작은 톨 사이즈 한 잔이면 충분했다. 하지만 점차 한 잔으로는 나를 깨우기 역부족이었다. 어느 순간부터 샷을 추가하다가, 사이즈를 업그레이드했고, 결국에는 그마저도 성에 차지 않아

내 팔뚝만 한 '1리터' 커피를 들고 출근해야 마음이 든든했다. 어느새 물보다 커피를 더 많이 마시는 날이 늘었다.

그러던 어느 날, 커피를 잠시라도 끊어야겠다고 생각하게 된 계기가 생겼다. 커피를 마시면 아침부터 가슴이 두근거렸고, 점점 밤잠을 설치는 일이 잦아졌다. 커피가 주는 각성 효과 이상의 불편함이 느껴지기 시작한 것이다. 커피를 과하게 마신 날에는 오히려 피곤함이 가시기는커녕, 오후가 되면 집중력이 빠르게 흐려지는 느낌이 들었고 그때마다 커피를 더 수혈했다.

하루아침에 커피를 끊기에는 나의 커피 사랑이 너무나 지극했다. 그래서 주말이 끝난 월요일 출근길에만 커피를 챙겼고, 나머지 날에는 직장에서 카페인 없는 차와 물을 마셨다. 그게 적응될 때쯤 깨달았다. 물, 커피, 차 이 세 가지 음료가 각기 다른 역할을 갖고 있고, 나의 몸과 마음을 조절해줄 수 있는 중요한 도구가 될 수 있다는 걸.

● 커피를 끊고 생긴 일

흔히들 커피가 피곤함을 물리쳐준다고 생각하지만, 사실 커피는 피곤함을 느끼지 못하게 만들 뿐이다. 커피가 우리를 깨워준다고 믿는 이유는 뇌에서 일어나는 특별한 작용 때문이다. 뇌에는 피곤함을 느끼게 하는 '아데노신'이란 물질이 있는데, 아데노신이

뇌의 특정 부분에 붙으면 우리는 이제 쉬고 싶다고 느끼게 된다.

그런데 커피 속 카페인이 아데노신과 경쟁한다. 아데노신이 앉으려는 자리에 카페인이 먼저 자리 잡게 되면, 피곤하다는 신호가 뇌에 전달되지 않는다. 이런 이유로 커피를 마시면 피곤함이 잠시 사라지는 것처럼 느껴지고 정신이 맑아지는 효과를 경험하게 된다.

하지만 여기에는 작은 비밀이 있다. 카페인이 작용하는 동안에도 아데노신은 계속 만들어지기 때문에 커피 효과가 사라질 때쯤이면 쌓여 있는 아데노신이 한꺼번에 작용한다. 결국 더 큰 피곤함을 느끼게 되는 것이다. 이렇게 커피를 자주 마시다 보면 같은 양으로는 더 이상 효과를 느끼지 못해 커피의 양을 늘리게 되는 악순환에 빠지기 쉽다. 따라서 커피를 제대로 활용하기 위해서는 '언제' 마시고 '얼마나' 마실지 똑똑하게 조절하는 게 중요하다.

● 커피 똑똑하게 마시기

1 | 기상하고 2시간 이후 섭취하기

아침 기상 직후에 커피를 마시는 것보다, 기상 후 약 2시간 뒤에 마시는 것이 좋다. 우리 몸은 아침에 코르티솔이라는 천연 각성 호르몬을 분비하는데, 이 코르티솔이 기상 후 약 30분에서 2시간 동안 집중적으로 분비되며 몸을 깨워준다. 만약 이 시간대에 커피를 마시게 되면 카페인이 코르티솔의 각성 효과를 더 과도하게 자극하여 오히려 몸에 긴장을 줄 수 있다. 따라서 코르티솔 분비가 자연스럽게 줄어드는 기상 후 2시간 뒤, 예를 들어 오전 10시쯤 첫 커피를 마시는 습관을 들이면 각성 효과를 더 효과적으로 활용할 수 있다.

2 | 하루 최대 2잔으로 제한하기

일반적으로 성인의 카페인 하루 권장 섭취량은 약 400mg으로, 이는 아메리카노 톨 사이즈 약 두 잔에 해당한다. 커피 한 잔에는 약 150~200mg의 카페인이 들어 있다고 보면 되는데, 이 정도 양이라면 하루의 활력과 집중력을 높여주면서도 과도한 각성으로 인한 부작용을 피할 수 있다. 물론 개인의 카페인 민감도에 따라 이 양은 달라질 수 있으니 자기 몸 상태를 잘 살펴보는 것이 중요하다.

3 | 잠자리 들기 6시간 전까지만

커피를 마신 후에도 카페인은 몸속에서 오랫동안 작용하는데, 카페인의 반감기는 약 5~6시간이다. 이는 커피를 마신 6시간 후에도 카페인의 절반 정도가 몸속에 남아 있다는 뜻이다. 그래서 저녁에 커피를 마시면 카페인이 밤까지 남아 숙면을 방해할 수 있다. 따라서 밤 11시에 잠자리에 든다면 오후 5시 이후로는 커피를 마시지 않는 게 좋다. 그래야 커피가 숙면에 미치는 영향을 줄이고, 신체가 자연스럽게 휴식을 취할 수 있다.

● 티의 세계에 빠지다

요즘은 지인들과 만날 때 카페 대신 티하우스를 갈 만큼 차를 즐기고 있지만, 불과 몇 년 전까지만 해도 내가 알고 있던 차의 세계는 그리 넓지 않았다. 직장 탕비실 한쪽에 장식용처럼 놓여있는 녹차, 둥굴레차, 현미차 정도가 내가 접한 전부였으니 차에 그다지 큰 매력을 느끼지 못했던 것도 당연했다.

그러다 차에 대한 인식이 완전히 달라진 계기가 있었다. 언니가 독일에서 유학했는데, 한국에 올 때마다 갖가지 차들을 선물로 사왔다. 종류가 어찌나 다양한지, '차'라는 음료가 이렇게 다채롭고 깊이 있는 세계를 가지고 있다는 걸 처음 알게 되었다. 특히 독일을 비롯한 유럽에서는 감기나 가벼운 염증 같은 일상적인 증상엔 차가 활용되기도 한다는 이야기를 듣고는 호기심이 더 커졌다.

기원전 중국에서 처음 시작된 차가 유럽으로 건너간 건 17세기쯤이었는데, 유럽 사람들은 처음엔 차를 하나의 약으로 받아들였다고 한다. 기침이나 감기가 들었을 때, 배탈이 났을 때 특정 차를 통해 해결했다. 그렇게 독일, 프랑스, 영국 등지에서는 차가 몸을 보살피는 음료로 자리 잡으면서, 오늘날에도 각 나라에서는 자주 마시는 허브차들이 민간요법처럼 활용되고 있다.

나에게 티타임은 일종의 명상 시간이기도 하다. 일본의 다도처럼 격식을 갖추거나 예절에 의미를 두며 차를 마시는 것은 아니다. 단지 찻잎이 우러나는 모습을 멍하니 바라보거나 몸이 따뜻해지는 순간을 느끼는 것만으로도 마음이 차분해진다. 차 한 잔을 통해 마음을 정화하고 내면을 가다듬는 데 집중하는 것이다.

평소 우리차와 허브차를 구분하지 않고 모두 즐기는데, 특히 즐기는 다섯 가지 디카페인차의 종류와 효능을 소개하고자 한다.

1 | 루이보스차

루이보스차는 남아프리카에서 유래된 차로, 카페인이 전혀 없어 누구나 부담 없이 마실 수 있다. 특히 루이보스에는 강력한 항산화 물질이 들어 있어서 체내 염증을 줄이고 면역력을 높이는 데 도움을 준다고 한다. 루이보스의 항염 효과는 장 건강에도 좋은 영향을 주는데, 장이 예민할 때도 자극 없이 편안하게 마실 수 있다. 이로 인해 장내 균형을 잡아주고, 소화에 어려움이 있을 때 부담 없이 즐기기에 좋다.

2 | 캐모마일차

캐모마일차는 유럽과 중동에서 오래전부터 불안과 긴장을 완화하는 데 사용된 차로 유명하다. 캐모마일 역시 항염 효과가 있어서 염증을 가라앉히고 소화를 돕는 역할을 한다. 밤에 마시면 숙면을 도와줘 잠들기 전에 마시는 허브차로도 많이 추천된다.

3 | 생강차

생강은 몸을 따뜻하게 해주면서 소화를 촉진하는데, 차로 만들어 마시면 장이 차갑거나 소화가 어려울 때 도움을 받을 수 있다. 특히 생강은 생리통을 줄이는 데도 도움을 준다. 생강이 프로스타글란딘이라는 물질의 합성을 억제하는 역할을 하는데, 프로스타글란딘은 자궁을 수축시켜 통증을 일으키는 물질로 생리통의 원인이 된다.

4 | 호박차

호박차는 예로부터 부기에 좋은 차로 알려져 있다. 호박은 수분이 많고 섬유질이 풍부해서 배변 활동을 도와주는 효과가 있다. 특히 칼륨이 풍부하여 이뇨 작용을 촉진해 몸의 독소를 배출하는 데도 도움을 준다. 호박에는 베타카로틴과 같은 항산화 물질이 들어 있어, 몸을 따뜻하게 해주면서도 염증을 줄이는 데도 효과적이다.

5 | 보리차

보리차는 우리에게 친숙한 차로, 식사 후 또는 물 대용으로 많이 마시는 차이기도 하다. 보리에는 섬유질이 풍부해서 장 건강을 돕고, 소화 불량이나 복부 팽만감을 완화해준다. 맛이 부드러워 아이부터 어른까지 부담 없이 마실 수 있어 일상적으로도 즐기기 좋은 차이다.

• • •

차를 마시는 일은 단순히 목을 축이는 음료 선택이 아니다. 그것은 나만의 취향을 찾고, 작은 여유 속에서 나 자신을 아끼는 시간을 갖는 일이다. 바쁜 일상 중에 잠시 멈춰 찻잔을 손에 들고 따뜻한 향과 맛을 음미하는 순간이야말로 '그래, 나 좀 잘살고 있네!'라고 느낄 수 있는 자기애 실천의 시간이 아닐까?

루이보스, 캐모마일 같은 익숙한 차부터 독특하게 블렌딩한 티까지, 차의 세계를 탐험하다 보면 어느새 "아, 이거 내 스타일이야!"라고 말할 수 있는 나만의 취향이 생기게 된다. 그리고 그 취향을 일상에 녹여내는 당신의 모습은 그 자체로 매력적이다. 진정한 아름다움은 비싼 화장품이나 특별한 노력에서 나오는 게 아니라, 스스로를 돌보고 사랑하는 작은 여유에서 비롯되니까.

오늘부터 나를 위한 차 한 잔으로 하루를 시작해보는 건 어떨까? 그 작은 사치가 당신의 하루를, 그리고 삶을 더 풍요롭게 만들어줄지도 모른다. 짧은 여유라도 누리는 멋진 사람이라는 생각이

들며 슬며시 미소가 날지도. 그러니 지금부터 당신의 찻잔 속에
작은 행복을 담아보자. 삶은 의외로 그런 소소한 순간에서 반짝이
기 시작한다!

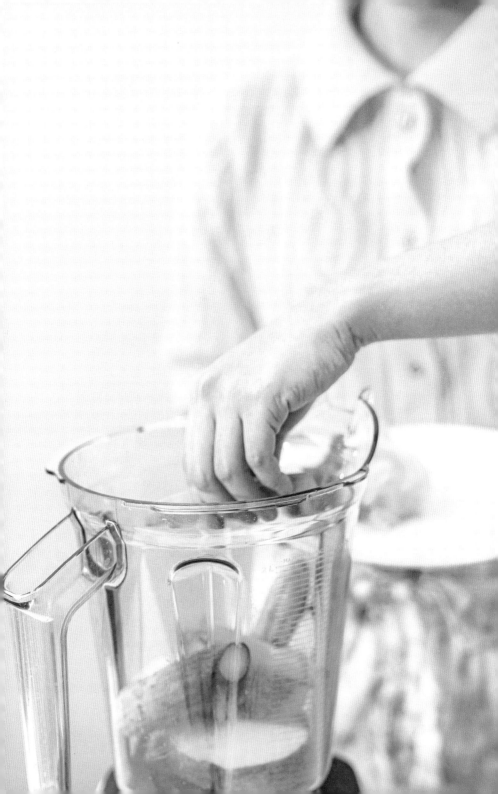

점을 이어가는 삶

우리는 빠른 결과와 눈에 보이는 성과를 중시하는 세상에서 살아간다. 그러나 지난 시간 동안 내가 마음으로 깨달은 바는 그와 정반대였다. 대부분 결과는 기대에 미치지 못했기에, 나는 오히려 내가 지나온 모든 과정을 감사하게 여기는 법, 그리고 크고 작은 성장을 축하하는 법을 배웠다. 눈에 띄지 않는 적은 노력과 한 걸음씩 쌓아온 시간이야말로 나를 지탱하는 가장 큰 힘이었다.

혹시 지금 당신은 인생 최고의 순간을 누리고 있는가? 그렇다면 그 행복과 에너지를 소중히 간직하자. 그것이 앞으로 나아갈 큰 원동력이 되어줄 테니까. 반대로 최악의 순간을 보내고 있다면, 한 가지만 기억하자. 인생의 모든 경험은 하나의 점일 뿐이라는 사실을.

스티브 잡스는 인생을 '점 연결하기(connecting the dots)'로 설명했다. 우리의 모든 경험은 하나의 점이 되고, 그 점들이 연결되어 인생이라는 이야기를 완성한다는 것이다. 나 역시 그때는 몰랐지만 이제는 알겠다. 어두운 터널을 지나던 순간조차 내 인생이라는 작품을 완성하는 중요한 점이었다는 사실을. 그러니 지금의 고난도 결국 당신이 찍어나갈 수많은 점 중 하나에 불과하다.

교사 박정현과 베르베르 박정현. 두 삶은 전혀 다른 모습이지만, 모두 내 인생의 크고 작은 중요한 점이다. 그리고 나는 앞으로도 부지런히 점을 찍어나갈 것이다. 1년 후, 10년 후의 내가 어떤 삶을 살아가고 있을지 모른다. 그러나 한 가지 사실만은 확실히 안다. 나는 여전히 바쁜 하루 속에서도 건강을 위해 스무디를 마시고, 책을 읽고, 생각을 쓰며, 꾸준히 몸을 움직여 나만의 기둥을 쌓아나갈 것이라는 사실을.

휴대폰 작은 화면 안의 다른 누군가처럼 되고 싶어 애쓰던 날들도 있었다. 하지만 지금은 안다. 내 몸과 마음을 돌보는 과정에서 자연스럽게 드러나는 건강함이야말로 나만의 고유한 아름다움이라는 사실을. 고유한 것이 가장 귀하다는 믿음은 나를 더 자유롭게 만들었다. 더는 남과 비교하지 않고, 오롯이 나만의 리듬에 맞춰 삶을 즐기기 시작했다.

이 책이 당신만의 특별한 아름다움을 발견하고, 당신의 리듬 속에서 건강하고 행복한 삶을 만들어가는 작은 길잡이가 되었으면 좋겠다. 조금 더 욕심을 부려본다면, 당신이 찍어나갈 점 중 하나에 내가 작은 영감 하나를 보탤 수 있다면 그것만으로도 더할 나위 없는 기쁨일 것이다.

우리의 점들이 언젠가 만날지도 모른다는 기대를 품으며, 오늘의 나를, 그리고 당신을 진심으로 응원한다.

참고 문헌 ─────────────────

PART 1. 균형 있는 일상과 베르베르 스무디
CHAPTER 1. 몸도 마음도 건강한 사람이 되는 루틴

- 유튜브 <Andrew Huberman> 채널, "Maximizing Productivity, Physical & Mental health with Daily Tools", https://t.ly/2C7bj
- Jay Rai, "Why You Should Stop Checking Your Phone In The Morning (And What To Do Instead)", Forbes, 2021.04.02., https://t.ly/BpN6i
- Van Dongen, H. P. A., Maislin, G., Mullington, J. M., & Dinges, D. F. (2003). The cumulative cost of additional wakefulness: dose-response effects on neurobehavioral functions and sleep physiology from chronic sleep restriction and total sleep deprivation. Sleep, 26(2), 117–126. https://doi.org/10.1093/sleep/26.2.117
- 오마에 겐이치 저, 홍성민 역, 《난문쾌답》, 흐름출판, 2012

CHAPTER 2. 인생 건강 지도를 바꾸는 스무디 레시피

- McDonald, D., Hyde, E., Debelius, J. W., & Morton, J. T. (2018). American Gut: An Open Platform for Citizen Science Microbiome Research. mSystems, 3(3), e00031-18. https://doi.org/10.1128/mSystems.00031-18
- 유튜브 <내과의사놈들> 채널, "녹즙이 아니라 독즙이다? 녹즙, 착즙 주스는 정말 건강에 좋을까?", https://t.ly/8Ca8d
- 데이브 아스프리 저, 정세영 역, 《최강의 식사》, 앵글북스, 2017
- 식품의약품안전처, 식품영양성분 DB, 2025.01.02., https://various.foodsafetykorea.go.kr
- 대한당뇨병학회, [당뇨병과 식생활]-[즐거운 식사계획]-[6가지 식품군]-[과일군], https://t.ly/5b2aE
- 에다 아카시 저, 박현숙 역, 《장내세균의 역습》, 비타북스(VITABOOKS), 2020

PART 2. 지속 가능한 건강 관리와 식생활
CHAPTER 1. 알아야 실천하는 유쾌 상쾌 건강 습관

- Allouche, Y., Jiménez, A., Gaforio, J. J., Uceda, M., & Beltrán, G. (2007). How heating affects extra virgin olive oil quality indexes and chemical composition. Journal of Agricultural and Food Chemistry, 55(23), 9646–9654. https://pubmed.ncbi.nlm.nih.gov/17935291
- Cheng, L. J., Jiang, Y., Wu, V. X., & Wang, W. (2020). A systematic review and meta-analysis: Vinegar consumption on glycaemic control in adults with type 2 diabetes mellitus. Journal of Advanced Nursing, 76(2), 459–474. https://doi.org/10.1111/jan.14255
- DiPietro, L., & Gribok, A. (2013). Three 15-min bouts of moderate postmeal walking significantly improves 24-h glycemic control in older people at risk for impaired glucose tolerance. Diabetes Care, 36(10), 3262–3268. https://doi.org/10.2337/dc13-0084
- Colberg, S. R., Zarrabi, L., Bennington, L., Nakave, A., Somma, C. T., Swain, D. P., & Sechrist, S. R. (2009). Postprandial walking is better for lowering the glycemic effect of dinner than pre-dinner exercise in type 2 diabetic individuals. Journal of the American Medical Directors Association, 10(6), 394–397. https://doi.org/10.1016/j.jamda.2009.03.015
- The University of Newcastle & WWF. (2019). Revealed: plastic ingestion by people could be equating to a credit card a week. Retrieved from https://wwf.panda.org/wwf_news/?348337/Revealed-plastic-ingestion-by-people-could-be-equating-to-a-credit-card-a-week
- 김준호 기자, "엄마가 섭취한 초미세플라스틱, 모유 통해 자녀에게 전달", 연합뉴스, 2021.12.14., https://www.yna.co.kr/view/AKR20211213119900063
- 기능성 농식품자원 정보서비스, 건강기능식품 유통·판매업체 현황, 출처 : 2023 식품의약품통계연보, 식품의약품안전처, https://t.ly/uYDTQ
- Harvard Health Publishing, "Time to try intermittent fasting?", Harvard Medical School, 2023.04.15., https://www.health.harvard.edu/heart-health/time-to-try-intermittent-fasting
- 식품의약품안전처, "우리 몸에 좋은 지방이 있다? (지방산과 오메가-3 지방산)", https://www.mfds.go.kr/webzine/201512/06.jsp